Dr. med. Dietlinde Burkhardt

Laborwerte deuten

So verstehen Sie ihren Arzt

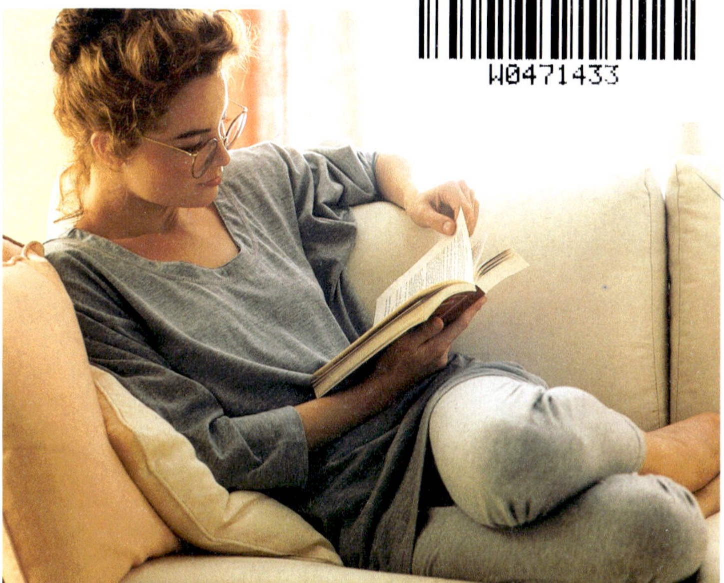

BELLAVISTA

Inhalt

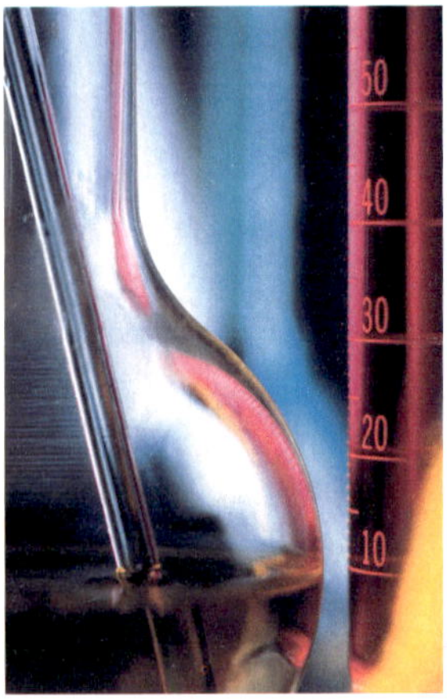

Körperflüssigkeiten in der Laboruntersuchung: Nicht nur Blut gibt wichtige Informationen über Krankheit und Gesundheit.

Tiefe Einblicke in Körperfunktionen ermöglichen moderne, leistungsstarke Mikroskope: Fibrinfäden führen zur Blutgerinnung.

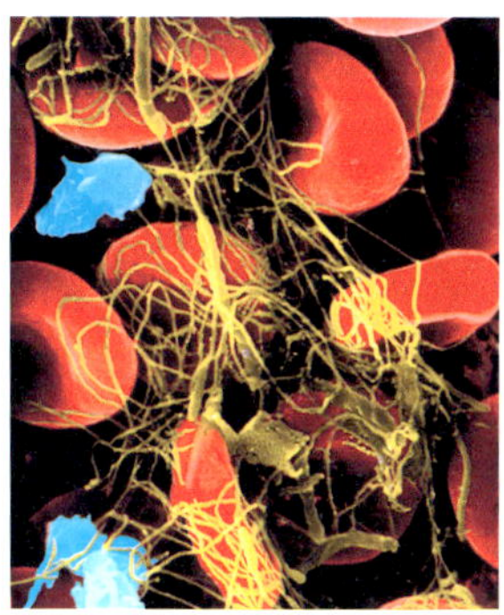

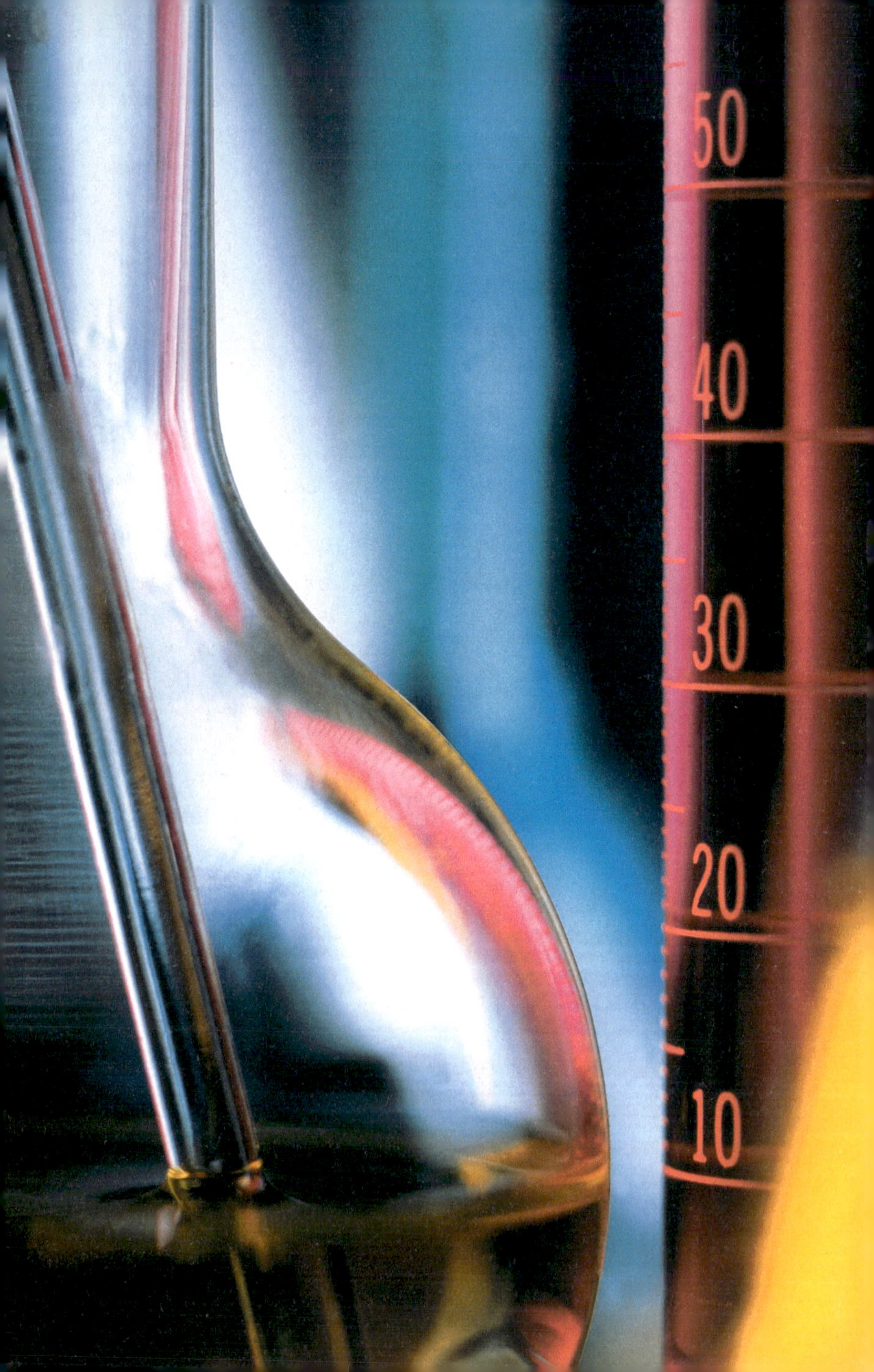
50
40
30
20
10

Allgemeines über Laborwerte

Laboruntersuchungen des Blutes und anderer Körperflüssigkeiten sind ein wichtiger Bestandteil der modernen Medizin. In fast allen medizinischen Bereichen ist eine Diagnosestellung oder Behandlung ohne Laborbefunde nicht mehr denkbar. Doch für den betroffenen Patienten sind solche Befunde oft nur Zahlen auf einem Blatt Papier, mit denen er nicht viel anfangen kann. Der Fachmann kann daraus viel erkennen. Aber auch Nichtmediziner können lernen, ihre Laborwerte besser zu verstehen. In diesem Kapitel erhalten Sie einen allgemeinen Überblick über die Untersuchungsmöglichkeiten und deren Bedeutung, bevor in den folgenden Kapiteln auf einzelne Untersuchungen eingegangen wird.

Einzelne Normalwerte sagen für sich allein oft nicht viel aus. Der Arzt muss sie in Zusammenhang mit anderen Labor- bzw. Untersuchungsbefunden beurteilen, um eine Diagnose zu stellen oder ein Risiko abschätzen zu können.

Die Bedeutung von Normalwerten

Damit wir uns gesund fühlen, ist es wichtig, dass jedes einzelne Organ im Körper richtig funktioniert und alle zusammen perfekt aufeinander abgestimmt sind. Die Funktionsfähigkeit vieler Organe lässt sich durch Labortests ermitteln und in Zahlen ausdrücken. Um krankhafte Abweichungen erkennen zu können, muss der Arzt sie mit Werten vergleichen, die im allgemein üblichen Bereich liegen. Sie werden als Normal- oder Referenzwerte bezeichnet. Es sind Durchschnittswerte, die für die Mehrzahl aller gesunden Menschen gelten. Ein gewisser Spielraum ist gegeben, da die Werte Schwankungen unterworfen sind.

Auch während der Schwangerschaft sind einige Laborwerte vorübergehend verändert.

Wichtige Einflussgrößen bei Laborwerten

- **Geschlecht**

Bei vielen Laborwerten gelten für Männer und Frauen unterschiedliche Normbereiche, da ihre Werte anders beurteilt werden müssen.

- **Alter**

Kinder haben bei vielen Untersuchungen andere Normalwerte als Erwachsene. Auch bei älteren Menschen weichen viele Werte mit zunehmendem Alter vom Normbereich ab, ohne dass sie als krankhaft angesehen werden müssen.

- **Ernährung**

Abweichende Werte sind häufig die Folge von falscher Ernährung und dem dadurch bedingten Übergewicht. Laborergebnisse werden aber auch von der Nahrungsaufnahme kurz vor der Blutabnahme beeinflusst. Deshalb sollte man bei bestimmten Untersuchungen nüchtern sein.

- **Genussgifte** (z. B. Alkohol)

Chronischer Alkoholmissbrauch beeinflusst u. a. Blutbild und Leberwerte. Bei manchen Menschen steigen nach Alkoholgenuss die Blutfettwerte für Stunden oder Tage stark an.

- **Medikamente**

Viele Arzneimittel (auch Drogen) können Laborwerte verändern bzw. verfälschen, manchmal auch noch längere Zeit, nachdem Sie eingenommen wurden.

- **Tageszeit**

Unser Organismus ist tageszeitlichen Schwankungen unterworfen. Dies spiegelt sich auch in einigen Laborwerten wider. Bestimmte Untersuchungen sollten daher immer zur gleichen Uhrzeit durchgeführt werden.

Schwankungsbreiten

Die Grenzen zwischen Normbereich und krankhaften Werten können Veränderungen unterliegen. Einige Angaben für Normalbereiche haben sich in den letzten Jahren deutlich verschoben, manches wird sich auch noch in Zukunft ändern. Bei einigen Werten, wie beispielsweise dem Cholesterin, wird selbst unter Fachleuten immer wieder darüber gestritten, welche Werte wirklich gefährlich sind und ab wann medikamentös behandelt werden muss.
Auch hinsichtlich der Messmethoden sind Laborwerte Schwankungen unterworfen: So gibt es von Labor zu Labor Unterschiede bei den Referenzbereichen, die jedoch in der Regel nur geringfügig ausfallen. Die Untersuchungsmethoden sind nämlich nicht in jedem Labor gleich und können so zu unterschiedlichen Referenzbereichen führen. Für einige Werte gibt es auch noch verschiedene Einheiten. Bei den meisten Untersuchungen ist es sinnvoll, solche laborspezifischen Normalwerte zu berücksichtigen. Diese sind normalerweise auf dem Befundbericht des Labors angegeben.
Durch unterschiedliche Techniken bei der Blutabnahme, Lagerung der Proben oder Untersuchungsmethoden im Labor kann es auch einmal zu Abweichungen der Werte kommen.

Viele Werte werden auch durch psychische oder körperliche Belastungen, z. B. durch starken Stress, beeinflusst. Gegebenenfalls ist eine Kontrolluntersuchung zu einem späteren Zeitpunkt notwendig.

Individuelle Unterschiede

Individuelle Unterschiede zeigen sich auch bei jedem einzelnen Menschen. Diese sind von zahlreichen Faktoren abhängig: Es gibt unveränderliche Einflussgrößen wie Geschlecht oder Rassenzugehörigkeit. Andere Faktoren wie Alter, Ernährung, biologische Rhythmen (z. B. Menstruationszyklus), Schwangerschaft, Drogenmiss-

brauch oder die Einnahme von Medikamenten verursachen Änderungen. Zusätzlich werden die Werte kurzzeitig beeinflusst von körperlicher Belastung, Trainingszustand und der Tageszeit bei der Probenentnahme. Diese Einflussfaktoren müssen vom Arzt bei der Beurteilung der Werte stets berücksichtigt werden.
Bei manchen Menschen liegen einige Werte gelegentlich oder öfter außerhalb des Normalbereichs, ohne dass die Betroffenen krank sind.
Sie sollten nicht gleich in Panik geraten, wenn bei Ihnen ein stark abweichender Wert festgestellt wird, obwohl Sie sich eigentlich ganz gesund fühlen! Sie gehören vielleicht zu der kleinen Ausnahmegruppe. Bei einem merkwürdigen Befund wird Ihr Arzt in der Regel eine Wiederholung der Untersuchung oder weitere Tests veranlassen.

Blut – der Saft, der viele Hinweise gibt

Bei einem erwachsenen Menschen kreisen etwa fünf bis sieben Liter Blut im Körper.

Das Blut hat im Körper viele wichtige Aufgaben: Es fließt in einem ständigen Kreislauf zwischen Lunge, Herz und anderen Körperorganen bis in winzige Gefäße. Auf diese Weise werden alle Organe mit Nahrungs- und Botenstoffen, aber auch anderen Substanzen versorgt, die unser Körper zum Leben benötigt. Abfallprodukte des Stoffwechsels werden zu Ausscheidungsorganen wie den Nieren befördert. Eine weitere wichtige Funktion ist der Gasaustausch: Der eingeatmete Sauerstoff wird aus der Lunge ins Gewebe gebracht. Das dort entstandene Kohlendioxid wird wieder zurück zur Lunge transportiert und ausgeatmet.
In vieler Hinsicht spiegelt die Zusammensetzung des Blutes den gesundheitlichen Zustand unseres Körpers

UNSER BLUT

- Vollblut enthält alle Bestandteile des entnommenen Blutes. Wenn Blutzellen untersucht werden sollen, muss die Gerinnung (durch entsprechenden Zusatz im Röhrchen) verhindert werden.
- (Blut-)Plasma ist der flüssige Bestandteil des Blutes (Vollblut ohne Blutzellen). Es besteht zu 90 Prozent aus Wasser und enthält alle wichtigen Substanzen, die im Blut transportiert werden.
- (Blut-)Serum wird aus dem Blut gewonnen, indem sowohl die Blutzellen als auch die Gerinnungsfaktoren entfernt werden. Das Serum ist eine wässrige Flüssigkeit. Es dient als Material für viele Untersuchungen, z. B. auf Blutzucker, Enzyme, Eiweiß, Hormone, Mineralstoffe usw. Für ein bis zwei Milliliter Serum werden ca. zehn Milliliter Vollblut benötigt.

und seiner Organe wider. Für viele Krankheiten ergeben sich Hinweise durch die im Blut messbaren Veränderungen. Viele Werte sollten allerdings nicht für sich allein, sondern im Zusammenhang mit anderen Befunden beurteilt werden.

Blutserum enthält auch die Antikörper oder Immunglobuline. Diese spielen eine wichtige Rolle bei der Abwehr gegen Infektionskrankheiten.

Zusammensetzung des Blutes

Das Blut setzt sich aus den Blutzellen (Erythrozyten, Leukozyten und Thrombozyten, siehe Seite 23f.) und einem hohen Anteil an Flüssigkeit, dem so genannten (Blut-)Plasma, zusammen. Das Plasma enthält unzählige lebensnotwendige Substanzen wie Eiweiß, Fett- und Mineralstoffe, Zucker, aber auch Abbau- und Abfallprodukte des Stoffwechsels.

Lässt man das Blut gerinnen und zentrifugiert es anschließend, so bleibt das Serum, eine wässrige Flüssig-

keit, übrig. Im Serum sind keine Zellen und für die Blutgerinnung verantwortlichen Bestandteile (Gerinnungsfaktoren) mehr enthalten.
Aus dem Serum können viele Werte gewonnen werden, die Hinweise auf Krankheiten geben, aber auch auf die richtige Dosierung von Medikamenten.

Die Blutentnahme

Als Arterien (Schlagadern) werden alle Blutgefäße bezeichnet, die vom Herzen wegführen, als Venen alle Gefäße, in denen Blut zum Herzen zurücktransportiert wird. Kapillaren (Haargefäße) werden winzige Gefäße genannt, die überall im Gewebe liegen und für dessen Versorgung zuständig sind.

Für eine Laboruntersuchung muss eine ausreichende Menge Blut abgenommen und zur Weiterverarbeitung im Labor in unterschiedliche Röhrchen abgefüllt werden. Es gibt verschiedene Möglichkeiten der Blutabnahme:

- Kapillarblut: Mit einem Glasröhrchen wird aus einem kleinen Blutgefäß (Kapillare) am Finger oder Ohrläppchen Blut abgenommen, wenn nur eine geringe Menge benötigt wird (z. B. zur Blutzuckerbestimmung). Bei Kleinkindern wird Kapillarblut oft auch an der Ferse entnommen.
- Venenblut: Aus einer oberflächlichen Vene in der Armbeuge wird mit einer Kanüle Blut abgenommen, wenn größere Mengen benötigt werden.
- Nur für ganz spezielle Untersuchungen (z. B. Sauerstoffgehalt des Blutes) wird ausnahmsweise auch aus Arterien Blut entnommen. Dazu eignen sich die Arterien in der Leiste oder am Handgelenk.

Warum verschiedene Röhrchen zur Blutabnahme?

Je nach vorgesehener Untersuchung wird das entnommene Blut in verschiedene Röhrchen abgefüllt. Die meisten Röhrchen enthalten chemische oder andere Zusätze, welche die Aufbewahrung und Weiterverarbeitung des Blutes im Labor ermöglichen und erleichtern. So soll bei einigen Tests (z. B. Blutbild, Gerinnung)

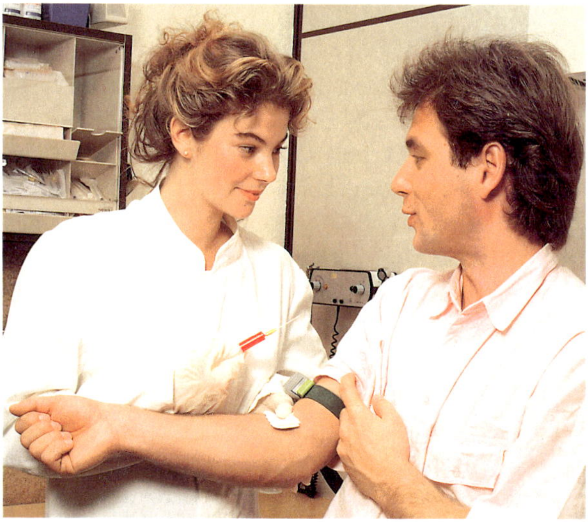

Keine Angst vor der Blutabnahme! Auch wenn es sensiblen Naturen etwas mulmig wird – gefährlich ist der Blutverlust auf keinen Fall.

die Blutgerinnung verhindert werden. Dies kann beispielsweise durch Zusatz von Zitronensäure erreicht werden. Für die Serumgewinnung dagegen muss das Blut gerinnen.

Für jede Art von Probenmaterial werden vom Labor bestimmte Behälter zum Transport und zur Lagerung zur Verfügung gestellt. Diese sollten Sie nach Möglichkeit auch verwenden.

Was noch untersucht werden kann

Neben der bereits beschriebenen Untersuchungsmöglichkeit des Blutes können eine ganze Reihe weiterer Körperflüssigkeiten oder Ausscheidungsprodukte, aber auch verschiedene Gewebe und einzelne Zellen untersucht werden. Viele dieser speziellen Untersuchungen sind jedoch sehr aufwändig und nur bei bestimmten Fragestellungen angezeigt. Oft werden sie nur in Speziallabors durchgeführt. Hier werden einige häufiger durchgeführte Untersuchungen kurz beschrieben.

Urin

Bei der Umwandlung der Nährstoffe in Energie entstehen viele Abfallstoffe, die für den Körper überflüssig oder sogar giftig sind. Sie werden vom Gewebe zunächst wieder ins Blut abgegeben. Ein Teil davon wird in der Leber abgebaut und über den Darm ausgeschieden. Der andere Teil gelangt mit dem Blut in die Nieren. Dort wird das Blut gereinigt, und die Abfallstoffe werden mit dem Urin ausgeschieden.

Nicht nur die Blutuntersuchung, sondern auch eine Harnanalyse gibt wichtige Hinweise auf mögliche Störungen: Der Säurespiegel (pH-Wert), ein abnormer Gehalt an Eiweißstoffen, Blutzellen oder anderen Substanzen lässt auf eine Störung der Nierenfunktion, ein überhöhter Zuckergehalt auf Diabetes schließen. Bei Infektionen der Harnwege kann man Nitrit, einen hohen Gehalt an weißen Blutkörperchen und eventuell vorhandene Bakterien nachweisen.

Bereits ein einfach durchzuführender Harnstreifentest gibt Aufschluss über die wichtigsten Veränderungen im Urin, die auf mögliche Krankheiten hinweisen.

Mehr zum Thema »Urinuntersuchung« können Sie im Kapitel »Wasser- und Mineralstoffhaushalt« (Seite 71ff.) nachlesen.

Die Stuhlprobe

Da der Stuhl ein Ausscheidungsprodukt aus dem Darm ist, gibt seine Beschaffenheit einigen Aufschluss über den Zustand des Verdauungstrakts. Für die Untersuchung des Stuhls wird nur ein etwa haselnussgroßes Stück benötigt.

Normaler Stuhl besteht zu etwa drei Vierteln aus Wasser. Der andere Teil setzt sich aus Nahrungsresten, Bakterien und abgetragenen Zellen der Darmschleimhaut zusammen. Er erhält seine bräunliche Farbe durch Beimischung des Gallenfarbstoffs.

Blut im Stuhl

Blutbeimengung im Stuhl ist ein Hinweis auf Blutungen im Bereich des Magen-Darm-Trakts, wobei Farbe und Beschaffenheit Hinweise auf die Quelle der Blutung geben können. Vor allem bei wiederholtem Auftreten ist Blut im Stuhl fast immer ein ernst zu nehmendes Zeichen und sollte durch einen Arzt weiter abgeklärt werden. Gelegentlich kann es sich auch um ein erstes Anzeichen einer Krebserkrankung handeln. Daher gehört zur Krebsfrüherkennungsuntersuchung auch der Test auf okkultes (nicht sichtbares) Blut im Stuhl (Hämoccult-Test). Dabei sollten mindestens drei Stuhlproben von drei aufeinander folgenden Tagen untersucht werden.

Stuhlfärbung

Die Färbung des Stuhls kann dem Arzt, aber auch dem Laien ein wichtiges Signal sein:

- Ist er hell oder entfärbt, weist das auf einen Gallengangsverschluss oder eine Lebererkrankung hin.
- Eine dunkle Färbung ist meist auf die Nahrung zurückzuführen, tritt also beispielsweise nach dem Genuss von Blaubeeren auf.
- Schwarzer, so genannter Teerstuhl kann ein Hinweis auf Blutungen im oberen Bereich (Speiseröhre, Magen) des Magen-Darm-Trakts sein, findet sich jedoch auch nach Einnahme von Kohle oder Eisenpräparaten.

Die Untersuchung des Stuhls kann insbesondere bei Durchfallerkrankungen auch Aufschluss über Ursache und Art der Erreger geben. Dazu wird aus dem Stuhl eine Kultur angelegt, um die Erreger anzuzüchten bzw. nachzuweisen.

Eine Stuhluntersuchung gibt auch Aufschluss über den Zustand der Darmflora. So können beispielsweise Hefepilze nachgewiesen werden.

Liquor (Gehirnflüssigkeit)

Gehirn und Rückenmark sind von einer wasserklaren Flüssigkeit umgeben, die in der Fachsprache Liquor cerebrospinalis genannt wird. Das Gehirn besitzt auch in seinem Inneren Flüssigkeitsräume, die mit den äußeren Bereichen verbunden sind. Zur Gewinnung von Gehirnflüssigkeit wird im Bereich der Lendenwirbelsäule ein kleiner Einstich vorgenommen.

Normalerweise findet zwischen Blut und Gehirnflüssigkeit mit Ausnahme von Gas (Sauerstoff, Kohlenstoff) und Wasser nur ein eingeschränkter Stoffaustausch statt: Man bezeichnet diese Sperre auch als Blut-Hirn-Schranke (oder auch Blut-Liquor-Schranke). Kommt es infolge einer Krankheit zu einer Störung dieser Barriere, können auch andere Stoffe aus dem Blut in die Gehirnflüssigkeit übertreten, deren Zusammensetzung sich dadurch ändert.

Die Blut-Hirn-Schranke spielt auch eine wichtige Rolle bei Medikamenten oder Drogen: Für Wirkung und Nebenwirkungen ist oft entscheidend, ob eine Substanz vom Blut ins Gehirn übertreten kann.

Bei bestimmten Erkrankungen des Zentralnervensystems kann eine Untersuchung des Liquors nützlich sein. Man untersucht dabei mögliche Blutbeimengungen, die Leukozytenzahl, den Eiweiß- und den Zuckergehalt (Glukose). Eine Erhöhung der Leukozytenzahl oder des Eiweißgehalts kann auf eine Entzündung der Hirnhaut (Meningitis) oder Tumorerkrankungen hinweisen.

Sputum

Das Sputum ist ein Gemisch von Ausscheidungen (Sekreten) des Nasen-Rachen-Raums und der tieferen Atemwege. Wichtig für die Untersuchung ist der Anteil aus den tieferen Atemwegen (Auswurf), der durch kräftiges Aushusten gewonnen wird. Die Analyse kann auf Erkrankungen der Lunge oder Atemwege hinweisen.

Sperma

Das Sperma wird insbesondere zur Abklärung einer Fruchtbarkeitsstörung des Mannes untersucht, aber auch bei Verdacht auf Erkrankungen der männlichen Geschlechtsorgane (Hoden, Prostata, Samenbläschendrüse usw.) bzw. der Harnwege.

Bei Fragestellungen hinsichtlich der Fruchtbarkeit sollten vor Gewinnung des Spermas fünf Tage Enthaltsamkeit (Karenz) eingehalten werden. Das Sperma sollte zur Untersuchung möglichst frisch, d.h. nicht älter als 15 Minuten, sein und wird deshalb üblicherweise vor Ort durch Masturbation (Selbstbefriedigung) gewonnen.

Solche Untersuchungen bleiben Fachärzten mit der Zusatzbezeichnung »Andrologie« (meist Urologen oder Dermatologen) oder speziellen Zentren vorbehalten.

Im Sperma geben nicht nur Anzahl, Form und Beweglichkeit der Spermien, sondern auch die Menge und Zusammensetzung der Flüssigkeit Aufschluss über mögliche Störungen.

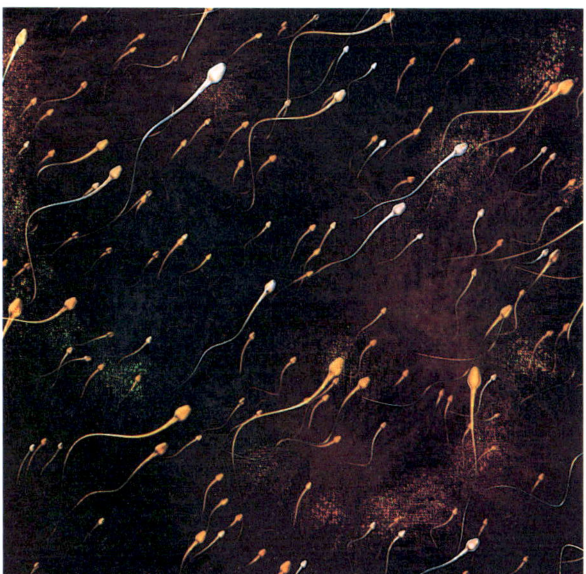

So klein – und doch enthalten sie eine unübersehbare Menge an Erbinformationen: Spermien unter dem Mikroskop.

Knochenmark

Im Knochenmark bilden sich die Blutzellen. Ständig entstehen dort aus so genannten Stammzellen rote und weiße Blutkörperchen und Blutplättchen, die in großen Mengen ins Blut ausgeschwemmt werden.

Weist ein abweichendes Blutbild auf eine Störung der Blutzellbildung hin, ist zur weiteren Abklärung in der Regel eine Untersuchung von Knochenmarksgewebe (Knochenmarksbiopsie) angezeigt. Dabei wird nach Einstich (Punktion) in den Knochen – üblicherweise Brustbein oder Beckenkamm – mit einer Hohlnadel etwas Knochenmarksgewebe entnommen. Die mikroskopische Untersuchung gibt Aufschluss über Anzahl, Wachstum und Reifungszustand der verschiedenen Entwicklungsstufen von Blutzellen.

Mit molekularbiologischen Methoden können zunehmend auch Defekte im Erbgut, beispielsweise bei vererblichen Erkrankungen, festgestellt werden. Dazu reichen bereits winzige Probenmengen aus, denn diese können in einer so genannten Polymerasekettenreaktion (PCR) vermehrt werden.

Andere Untersuchungen

Neben den genannten Untersuchungen sind selbstverständlich noch viele weitere durchführbar. So kann im Prinzip jede Art von Körperflüssigkeit oder Gewebe mit verschiedenen Methoden entnommen und untersucht werden. Dazu gibt es zahlreiche Techniken, die stets verbessert und verfeinert werden.

Vor allem seit dem zunehmenden Einsatz endoskopischer (d. h. mittels Spiegelung durchgeführter) Verfahren wurde auch die Entnahme von Gewebeproben erheblich erleichtert. In vielen Fällen ist damit kein aufwändiger operativer Eingriff mehr erforderlich.

Das gewonnene Material kann beispielsweise mit folgenden Methoden untersucht werden:

- Mit dem Mikroskop auf feingewebliche (histologische) oder einzelne Zellen betreffende (zytologische) Veränderungen

- Zum Nachweis von Keimen (z. B. bakteriologisch)
- Mit verschiedenen immunologischen oder molekularbiologischen Verfahren

Die verfügbaren Untersuchungsverfahren sind mittlerweile sehr vielfältig und häufig auch aufwändig und teuer. Viele bleiben oft nur Speziallabors vorbehalten.

Funktionstests

Oft genügt nicht nur die Messung eines einzelnen Wertes, um eine Aussage machen zu können. Man braucht mehrere Werte, um einen Verlauf bzw. eine Veränderung festzustellen. Viele Funktionstests sind sehr aufwändig und werden nur bei speziellen Fragestellungen durchgeführt. Hier sind nur die wichtigsten Beispiele genannt.

Typisches Beispiel für einen hormonalen Funktionstest ist der so genannte TRH-Test zur Überprüfung der Schilddrüsenfunktion.

Hormonale Funktionstests

Ein Funktionstest zur Überprüfung der hormonproduzierenden Organe läuft in der Regel folgendermaßen ab: Zunächst (erste Messung) wird eine Blutprobe abgenommen, der Leerwert oder Nullwert. Gleichzeitig oder unmittelbar danach wird ein bestimmter Wirkstoff verabreicht, wobei je nach Testart verschiedene Methoden der Verabreichung infrage kommen. Diese Substanz löst im Körper je nach Funktionsfähigkeit der beteiligten Organe eine bestimmte Wirkung aus, die bei einer zweiten Messung an einer Veränderung im Vergleich zum ersten Wert feststellbar ist.

Clearancetest

Der Clearancetest dient zur Funktionsuntersuchung der Nieren. Für die Clearancebestimmung muss der Kreatininspiegel (siehe Seite 88) im Serum und im über

24 Stunden gesammelten Urin bestimmt werden. Kreatinin ist das Abbauprodukt von Kreatinphosphat, einem Energiespeicher in den Muskeln. Mit Hilfe dieser Werte wird dann berechnet, wie viel Blutplasma pro Zeiteinheit von einer bestimmten Menge Kreatinin befreit wurde.

Der Gesundheits-Check-up

Mitglieder gesetzlicher Krankenkassen, die 35 Jahre oder älter sind, können sich alle zwei Jahre beim Arzt einem gründlichen Gesundheits-Check-up unterziehen. Dabei wird nach ersten Anzeichen für Herz-Kreislauf-Erkrankungen, Nierenschäden, Diabetes und andere Krankheiten gesucht. Der Arzt befragt Sie nach Vorerkrankungen und aktuellen Beschwerden und führt eine kurze körperliche Untersuchung durch. Zusätzlich lässt sich vieles durch eine Blutuntersuchung und mit einem einfachen Harnstreifentest erkennen. Zur Überprüfung der Herz-Kreislauf-Funktion gehören auch die Messung des Blutdrucks und ein Elektrokardiogramm (EKG).

Denken Sie an die Krebsfrüherkennungsuntersuchung! Je früher eine bösartige Erkrankung erkannt wird, umso besser sind die Heilungschancen. Viele Krebsarten sind heutzutage heilbar.

Wann sollte man sich untersuchen lassen?

Eine Reihe von gefährlichen Veränderungen sind schleichend und werden lange Zeit körperlich gar nicht wahrgenommen. Gerade deshalb sind die Vorsorgeuntersuchungen so wichtig. Wenn bei Ihnen schon einmal abweichende Werte festgestellt wurden, sollten Sie diese regelmäßig kontrollieren lassen. Wenn nötig, wird der Arzt weitere Untersuchungen veranlassen.

Den Berechtigungsschein für diesen umfassenden Gesundheits-Check-up können Sie jederzeit bei Ihrer Krankenkasse anfordern.

Was beim Check-up untersucht wird

- Der Arzt führt ein Gespräch über frühere Erkrankungen, Krankenhausaufenthalte und die aktuellen Beschwerden mit Ihnen. Er erkundigt sich auch nach Krankheiten von Verwandten, um erbliche Vorbelastungen festzustellen. Ein solches Gespräch wird Krankengeschichte oder Anamnese genannt. Es dient vor allem dazu, mögliche Risikofaktoren zu erkennen.
- Bei einer körperlichen Untersuchung werden insbesondere Herz, Lunge und andere innere Organe (Leber, Darm, Nieren usw.) überprüft. Dies erfolgt mittels Abhören, Abtasten und Abklopfen sowie durch eine Blutdruckmessung.
- Das Blut wird auf Zucker (als Hinweis für Diabetes), Cholesterin, Harnsäure (als Hinweis für Gicht) und Kreatinin untersucht. Zur Blutabnahme sollten Sie nüchtern sein, damit die Werte nicht verfälscht werden.
- Der Urin wird mit einem Harnstreifentest auf das Vorhandensein von Zucker, Eiweiß, Nitrit sowie auf rote und weiße Blutkörperchen untersucht.
- Bei entsprechenden Hinweisen aus der Anamnese oder der körperlichen Untersuchung, z. B. Unregelmäßigkeiten des Herzschlags (Herzrhythmusstörungen) oder erhöhtem Blutdruck, wird zur weiteren Abklärung ein Elektrokardiogramm (EKG) veranlasst.
- Zum Gesundheits-Check-up gehört nach Abschluss der übrigen Untersuchungen auch eine ärztliche Beratung. Dabei sollte der Arzt abweichende Befunde erläutern und auf individuelle Risiken eingehen sowie auf Möglichkeiten zur Vorbeugung und Vermeidung gesundheitsschädigender Verhaltensweisen hinweisen. Lassen Sie sich von Ihrem Arzt auch Hinweise zu einer gesunden Lebensführung geben.

Zur Blutabnahme sollten Sie nüchtern sein, da Blutzucker- und Cholesterinwerte durch zuvor eingenommene Mahlzeiten deutlich beeinflusst werden können.

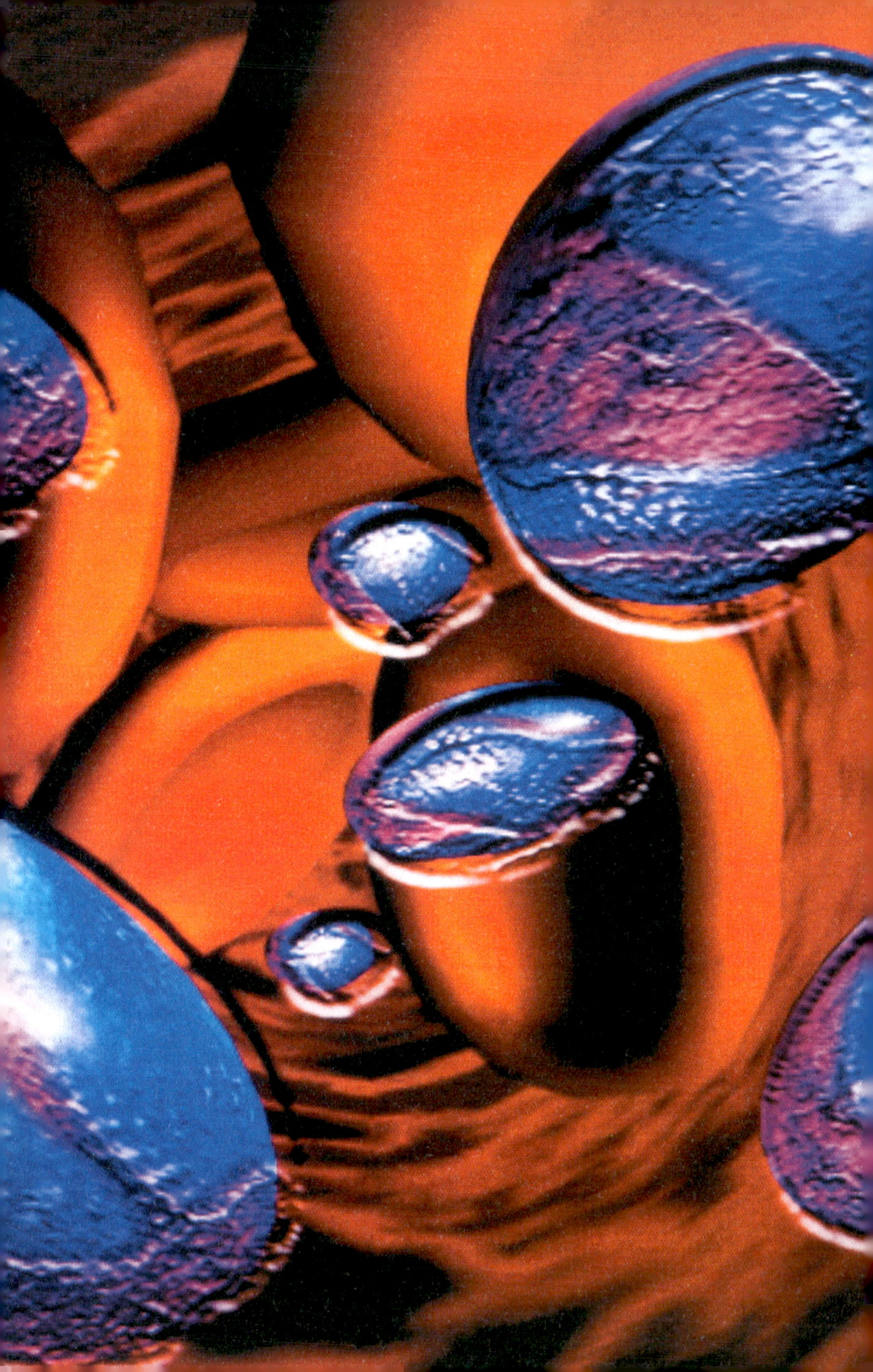

Großes und kleines Blutbild

Das Blutbild ermöglicht in erster Linie eine Aussage über Anzahl und Zustand der im Blut enthaltenen Zellen. Diese Zellen erfüllen wichtige Aufgaben beim Sauerstofftransport, bei der Blutgerinnung und bei Reaktionen des Immunsystems.

Die Blutsenkung

Zu den Routineblutuntersuchungen im Labor gehört auch die Messung der Geschwindigkeit, mit der sich die Blutkörperchen (Blutzellen) in einem Röhrchen absetzen (die so genannte Blutkörperchensenkungsgeschwindigkeit, kurz auch BKS oder BSG). Eine Blutprobe (aus der Vene) wird mit einer gerinnungshemmenden Substanz gemischt und dann in einem senkrecht stehenden Messröhrchen bis zur Höhe von 200 Millimeter aufgezogen. Nach einer bzw. zwei Stunden wird abgelesen, um wie viele Millimeter pro Stunde sich die Blutkörperchen im Röhrchen nach unten abgesetzt haben. Da Frauen im Verhältnis zur Gesamtblutmenge weniger Blutzellen haben als Männer, sinken die Blutkörperchen bei ihnen etwas schneller ab.

Die BSG ist eine sehr einfache Untersuchung, die jeder Arzt in seiner Praxis durchführen kann.

Normalwerte der Blutsenkung

Ablesezeitpunkt	Männer	Frauen
nach 1 Stunde	3–8 mm	3–10 mm
nach 2 Stunden	6–20 mm	6–20 mm

Zur schnelleren Orientierung: Erhöhte Werte sind im Folgenden durch einen Pfeil nach oben (↗) gekennzeichnet, niedrigere Werte durch einen Pfeil nach unten (↘).

↗ Eine erhöhte Senkungsgeschwindigkeit weist darauf hin, dass im Körper ein akuter oder chronischer Entzündungsherd vorhanden ist. Viele harmlose, aber auch gefährliche Veränderungen können Ursache für eine erhöhte Blutsenkung sein: Infektionen durch Viren oder Bakterien, chronische Entzündungen wie rheumatische Erkrankungen, Leberschäden, Blutarmut oder auch Tumorerkrankungen. Ab etwa 60 Jahren können erhöhte Werte – bis zu 30 Millimeter pro Stunde – vorkommen, ohne dass eine Erkrankung vorliegt.
↘ Eine verzögerte BSG findet sich selten und kann bei einigen Blutkrankheiten wie Polyglobulie auftreten. Aber auch Medikamente wie Antirheumatika, Kortison oder Aspirin beeinflussen die Senkung.

Das kleine Blutbild

Beim kleinen Blutbild werden die Erythrozyten, Leukozyten, Thrombozyten, das Hämoglobin und der Hämatokrit untersucht.

Als kleines Blutbild bezeichnet man die Untersuchung der Blutzellen (Erythrozyten, Leukozyten, Thrombozyten), des Blutfarbstoffs Hämoglobin sowie des Hämatokriten (prozentualer Anteil der Zellen am Gesamtblut). Man benötigt dazu nur wenige Tropfen Vollblut. Von der gemessenen Menge wird auf die Gesamtmenge im Körper geschlossen. Man unterscheidet das kleine Blutbild vom Differenzialblutbild, bei dem der prozentuale Anteil der Leukozytenunterarten gezählt wird.
Abweichende Werte müssen nicht immer beunruhigend sein. Oft handelt es sich nur um einen vorübergehenden Zustand. Die Werte sollten aber einige Zeit später nachkontrolliert werden.
Heute ist die Blutanalyse weitgehend automatisiert. Die Zellzahl wird pro Mikroliter (µl = ein millionstel Liter) Blut angegeben.

Rote Blutkörperchen (Erythrozyten)

Rote Blutkörperchen oder Erythrozyten (Kurzform: Erys) enthalten den roten Blutfarbstoff Hämoglobin, der Sauerstoff und Kohlendioxid an sich binden und transportieren kann. Die roten Blutkörperchen sind scheibenförmig. Sie werden im Knochenmark aus so genannten Stammzellen gebildet und durchlaufen verschiedene Entwicklungsstufen, bis sie zu einem Erythrozyten reifen. Zur letzten Vorstufe gehören die Retikulozyten, die zu einem geringen Anteil (bis zu 15 pro 1000 Erythrozyten) im Blut nachweisbar sind. Wichtige Bausteine bei der Erythrozytenbildung sind Eisen, Vitamin B12 und Folsäure. Ist einer dieser Stoffe im Körper nicht ausreichend vorhanden, werden häufig nicht voll funktionsfähige Zellen gebildet.

Ein kleines Blutbild sollte vor jeder Operation gemacht werden, um eventuell abweichende Werte frühzeitig zu erkennen.

↗ Eine Vermehrung der Erythrozyten bezeichnet man als Polyglobulie. Bei einem verminderten Angebot an

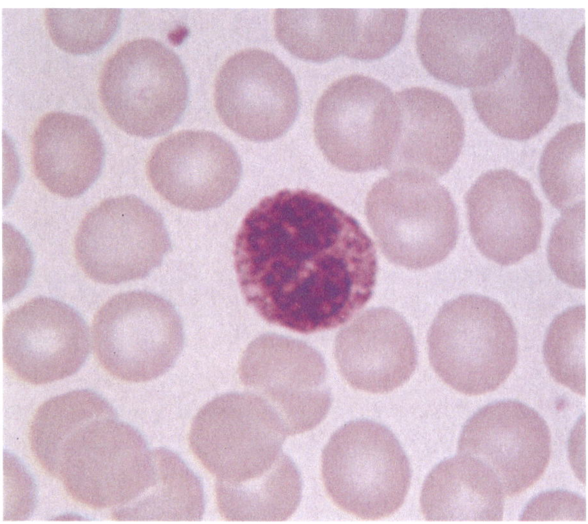

Ein so genannter Blutausstrich unter dem Mikroskop: In der Mitte erkennt man ein weißes Blutkörperchen, umgeben von roten Blutkörperchen und Blutplättchen.

Sauerstoff, beispielsweise im Hochgebirge, kommt es natürlicherweise zu einer Vermehrung der Erythrozyten, um eine ausreichende Sauerstoffversorgung zu gewährleisten. Eine Polyglobulie kann aber auch bei chronischen Lungenleiden und Herzerkrankungen auftreten. Nach großem Flüssigkeitsverlust (durch starkes Schwitzen, Erbrechen oder Durchfall) kann der relative Anteil der Zellen im Vergleich zur Blutflüssigkeit erhöht sein. Man spricht dann von einer Pseudopolyglobulie. Dieser Zustand kann durch ausreichende Flüssigkeitszufuhr wieder ausgeglichen werden.

Die Retikulozyten sind die Vorstufe der Erythrozyten. Ihre Vermehrung im Blut weist auf eine verstärkte Zellneubildung hin.

↘ Verminderte Werte der roten Blutkörperchen bezeichnet man auch als Anämie oder Blutarmut. Ursachen dafür sind eine verminderte Produktion oder ein vermehrter Verlust von Erythrozyten durch Blutungen. Eine der häufigsten Formen der Anämie entsteht infolge eines Mangels an Eisen, seltener auch an Vitamin B12 oder Folsäure. Eisen wird zur Bildung des Blutfarbstoffs Hämoglobin benötigt. Ursachen für einen Eisenmangel sind falsche Ernährung, Störungen der Eisenaufnahme (Resorption) im Darm, ein gesteigerter Bedarf und – am häufigsten – Eisenverlust durch akute oder chronische Blutungen. 80 Prozent aller Eisenmangelanämien treten bei Frauen auf, da sie bei der Menstruation Blut verlieren und dadurch mehr Eisen verbrauchen. Bei Kindern, Schwangeren und während der Stillzeit ist der Eisenbedarf zusätzlich erhöht.

Weiße Blutkörperchen (Leukozyten)

Weiße Blutkörperchen oder Leukozyten (Kurzform: Leukos) spielen eine bedeutende Rolle bei der Abwehr gegen Krankheitserreger und sind nicht nur im Blut, sondern auch im Gewebe zahlreicher Organe anzutreffen. Sie werden im Knochenmark und in den Lymphknoten gebildet und in der Milz und im Thymus auf ihre Aufgaben vorbereitet. Man unterscheidet verschiedene Arten von Leukozyten mit unterschiedlichen Funktionen. Abweichungen der Leukozytenzahlen hängen oft mit Entzündungen im Körper zusammen. Zur weiteren Abklärung dient dann vor allem eine Bestimmung der Unterarten im Differenzialblutbild.

↘ Eine verminderte Anzahl (Leukopenie) weist vor allem auf eine Infektion durch Viren, aber auch auf Malaria oder Typhus hin. Es kann jedoch auch eine Schädigung des Knochenmarks infolge von Röntgenbestrahlung oder durch bestimmte Medikamente (z.B. zur Behandlung von Krebs oder Schilddrüsenüberfunktion) vorliegen.

↗ Eine Vermehrung der Leukozyten (Leukozytose) kann viele Ursachen haben. Am häufigsten liegt eine meist akute Infektion durch Bakterien, Pilze, Parasiten oder andere Erreger vor. Weitere mögliche Ursachen sind akute Vergiftungen, Blutungen, Allergien, Schockzustände und Leukämien.

Im Gegensatz zu den Erythrozyten halten sich die Leukozyten nicht nur im Knochenmark und in der Blutbahn auf. Sie wandern auch ins Gewebe aus, wo sie ihre Aufgaben bei der Abwehr erfüllen.

Leukämie

Die Leukämie (Leukose) ist eine bösartige Erkrankung, bei der die weißen Blutkörperchen meist stark vermehrt sind. Innerhalb kurzer Zeit werden übermäßig viele, meist unreife und nicht funktionsfähige Zellen gebildet. Die übrigen Blutzellen (Erythrozyten und Thrombozyten) sind hingegen oft vermindert.

Man unterscheidet zwischen einer lymphatischen (d.h. vom Lymphsystem ausgehenden) und einer myeloischen (d.h. vom Knochenmark ausgehenden) Form. Der Verlauf kann akut oder chronisch sein. Von der akuten Leukämie sind überwiegend Kinder betroffen, die chronischen Formen kommen eher im mittleren bis höheren Erwachsenenalter vor. Die Behandlungsmöglichkeiten sind abhängig von Alter und Art der Leukämie.

Blutplättchen (Thrombozyten)

Nach Verletzungen und Blutungen werden vermehrt Blutplättchen ins Blut ausgeschüttet, da sie bei der Blutstillung (Gerinnung) eine wichtige Rolle spielen. Nach einer Operation ist ihre Anzahl zwischen dem 7. und dem 20. Tag am höchsten.

Blutplättchen oder Thrombozyten (Kurzform: Thrombos) spielen – zusammen mit anderen Bestandteilen, den Gerinnungsfaktoren – eine bedeutende Rolle bei der Blutgerinnung. Thrombozyten sind wesentlich kleiner als die übrigen Blutzellen und werden ebenfalls im Knochenmark gebildet. Abweichungen von der Norm gehen oft mit einer Störung der Blutgerinnung einher.

↗ Zu einer Vermehrung der Thrombozytenzahl kommt es nach schweren Infektionen oder Tumorerkrankungen, nach Operationen und Verletzungen mit großem Blutverlust sowie nach Entfernung der Milz. Eher selten verursachen Erkrankungen der Blut bildenden Zellen des Knochenmarks erhöhte Thrombozytenwerte. Wenn allerdings eine Leukämie vorliegt, kann es zu einer starken Vermehrung meist funktionsunfähiger Blutzellen kommen.

↘ Ursachen für verminderte Thrombozytenzahlen sind Produktionsstörungen infolge Vitamin-B12-Mangels, durch Strahlenschädigung oder Medikamente. Auch ein vorzeitiger Abbau bzw. Verbrauch nach Infektionen, allergischen Erkrankungen, Milzvergrößerung oder eine unkontrollierbare Blutgerinnung kann die Thrombozytenzahl senken.

Normalwerte des Blutbildes

Bestandteil	Männer	Frauen
Erythrozyten	4,5–5,9 Mio./µl	4,0–5,2 Mio./µl
Hämoglobin	14,0–18,0 g/dl	12,0–16,0 g/dl
Hämatokrit	42–52 %	37–47 %
Leukozyten	4000–9000 Mio./µl	
Thrombozyten	140 000–440 000 Mio./µl	

Roter Blutfarbstoff (Hämoglobin)

Der Eiweißstoff Hämoglobin (Kurzform: Hb) ist ein Hauptbestandteil der Erythrozyten und enthält den größten Teil des Eisens im Körper. Hämoglobin bindet Sauerstoff und Kohlendioxid und sorgt damit für den Transport und Austausch dieser Gase zwischen Lunge und Gewebe.

Bei der Bestimmung des Hb kann weiter zwischen dem gesamten und dem an Erythrozyten gebundenen Hb (HbE oder MCH) unterschieden werden. Diese Werte sind vor allem wichtig, um die Ursachen für eine Anämie abzuklären.

↘ Erniedrigte Hb-Werte finden sich vor allem, wenn eine Eisenmangelanämie vorliegt.

Der Hämatokritwert ist im Wesentlichen von der Anzahl der Erythrozyten abhängig, da diese den größten Anteil der Blutzellen bilden. Die Größe von Erythrozyten beträgt etwa sieben bis acht Mikrometer, von Leukozyten 10 bis 15 Mikrometer und von Thrombozyten nur etwa ein bis zwei Mikrometer.

Hämatokrit

Der Hämatokrit ist definiert als der prozentuale Anteil aller Bestandteile von Zellen am Gesamtvolumen des Blutes. Die Normalwerte sind stark alters- und geschlechtsabhängig und überwiegend von der Anzahl der roten Blutkörperchen bestimmt. Je höher der Hämatokritwert, umso schlechter sind die Fließeigenschaften des Blutes.

Das Differenzialblutbild

Die weißen Blutkörperchen werden in Unterarten eingeteilt, von denen jede bestimmte Aufgaben erfüllt. Diese Untersuchung nennt man Differenzialblutbild.

Um die einzelnen Zellen erkennen zu können, wird ein Blutausstrichpräparat angefertigt, bei dem die Zellen mit einem Farbstoff angefärbt werden.

Obwohl Leukozyten nicht nur im Blut, sondern auch im Gewebe vorkommen, weist ihre Zahl im Blut auf die Gesamtmenge im Körper hin.

Die Granulozyten

Die stabkernigen Granulozyten sind eine Vorstufe der reifen Zellen. Bei der weiteren Ausreifung wird der Zellkern durch Einschnürungen in Segmente unterteilt, daher der Name segmentkernig.

Die Granulozyten heißen – je nach Anfärbbarkeit mit chemischen Substanzen – neutrophile, eosinophile und basophile Granulozyten. Die neutrophilen werden in stab- und segmentkernige unterteilt.

Zu den Hauptaufgaben der Granulozyten gehört die Abwehr gegen Bakterien, Viren und Pilze. Sie spielen auch eine wichtige Rolle bei allergischen Reaktionen. Neutrophile und eosinophile Granulozyten sind Fresszellen, die fremde Eindringlinge wie Bakterien oder körpereigene Abfallprodukte in sich aufnehmen und auflösen können.

↗ Die Granulozytenzahl ist vor allem erhöht bei (akuten) Infektionskrankheiten durch verschiedene Erreger. Weitere Ursachen sind Allergien, akute Vergiftungen, Leukämien usw.

↘ Zu einer Verminderung der Granulozyten kommt es vor allem zu Beginn einer Infektionskrankheit (erhöhter Verbrauch), bei einer Schädigung des Knochenmarks (verminderte Produktion), bei körperlicher Belastung und durch bestimmte Medikamente.

Differenzialblutbild – Normalwerte

Neutrophile Granulozyten (segmentkernig)	30–80 %
Neutrophile Granulozyten (stabkernig)	0–5 %
Eosinophile (Granulozyten)	0–6 %
Basophile (Granulozyten)	0–2 %
Monozyten	1–12 %
Lymphozyten	15–50 %

Die Monozyten

Die Monozyten sind typische Fresszellen. Sie können Bakterien und andere Erreger »verdauen« und Botenstoffe aussenden, die weitere Aktivitäten im Immunsystem auslösen.
↗ Zu einer deutlichen Vermehrung der Monozyten kommt es insbesondere beim Pfeifferschen Drüsenfieber (Mononucleosis infectiosa).

Die Lymphozyten

Die Lymphozyten werden in den Organen des lymphatischen Systems, vor allem in der Milz und in den Lymphknoten, gebildet. Je nach ihrer Abstammung und ihrem Aufenthaltsort werden sie in zwei Hauptgruppen unterteilt: die T- und die B-Lymphozyten. Beide erfüllen wichtige Aufgaben bei der Abwehr:

- Die B-Lymphozyten (B-Zellen), die sich überwiegend in der Milz und in den Lymphknoten befinden, sind für die Bildung von Antikörpern (Immunglobulinen, siehe Seite 94) verantwortlich.
- Die T-Lymphozyten (T-Zellen) »organisieren« die Abwehr: Über Botenstoffe (so genannte Zytokine) übermitteln sie Nachrichten an Fresszellen, B-Lymphozyten und weitere an der Immunabwehr beteiligte Zellen und regen diese zu ihrer Tätigkeit an.

Die T-Lymphozyten sind noch einmal unterteilt und heißen dann je nach ihrer Funktion z. B. Killer-, Helfer- oder Suppressorzellen. Jede Zellart erfüllt ganz bestimmte Aufgaben im Immunsystem.

Darüber hinaus können die Lymphozyten noch weiter unterschieden werden.
↗ Zu einer Lymphozytenvermehrung kommt es insbesondere in der Heilphase einer Infektionskrankheit und bei lymphatischer Leukämie.
↘ Ursache für eine Verminderung sind Schädigungen des lymphatischen Systems durch Strahlen, Vergiftungen und andere Erkrankungen.

Das Blut gesund erhalten

Selbstverständlich kann man Blutwerte nicht einfach selbst normalisieren, wenn eine ernsthafte Störung vorliegt. In diesen Fällen sollte man die Behandlung dem Arzt überlassen. Bei leichten Schwankungen ist es aber durchaus möglich, die Werte günstig zu beeinflussen.

Körperliche Bewegung

Viel körperliche Bewegung – am besten an der frischen Luft – fördert die Blutbildung.

Wichtig in jedem Alter ist regelmäßige körperliche Bewegung! Durch Bewegung und sportliches Training werden die Lunge, das Herz-Kreislauf- und das Sauerstofftransportsystem angeregt und funktionstüchtig erhalten. So wird jede einzelne Zelle im Körper besser mit Sauerstoff versorgt. Sogar der Alterungsprozess kann dadurch verzögert werden. Versuchen Sie auch, Ihre Ausdauer zu steigern.

Die Abwehr stärken

Wichtige Maßnahmen zur Erhaltung der Gesundheit sind Aufbau und Stärkung eines wirksamen körpereigenen Schutzes vor Krankheiten. Der Zustand des Immunsystems spiegelt sich teilweise im Blutbild wider.

Gesunde Ernährung

Von entscheidender Bedeutung ist eine ausgewogene Ernährung. Damit kann der Bedarf an lebenswichtigen Stoffen, die der Körper nicht selbst herstellen kann (z. B. essenzielle Aminosäuren und Fettsäuren, Vitamine und Mineralstoffe), in der Regel gut gedeckt werden. Wichtig ist auch eine ausreichende Flüssigkeitszufuhr, besonders bei sportlicher Betätigung: Trinken Sie mindestens zwei Liter pro Tag, am besten viel Mineralwasser und (ungesüßte) Kräutertees.

Eisenmangel vorbeugen

Die häufigste Ursache für Blutarmut (Anämie) ist Eisenmangel. Eine Anämie sollte immer von einem Arzt abgeklärt werden, da auch andere Ursachen bzw. ernst zu nehmende Erkrankungen dahinter stecken können. Im Bedarfsfall wird er Eisenpräparate oder andere Maßnahmen verordnen. Hier einige Tipps, wie Sie einer Eisenmangelanämie vorbeugen können:

- Achten Sie auf eine ausgewogene Ernährung. Durch Kochen, Braten und Grillen wird das Eisen in den Lebensmitteln reduziert. Deshalb ist es besser, viel frisches Obst, Gemüse und Salate zu essen und auf lange Garzeiten zu verzichten.
- Zusätzlich zum Eisen sollte viel Vitamin C zugeführt werden, da es die Aufnahme (Resorption) von Eisen im Darm fördert.
- Krankheiten, Rauchen und Alkoholkonsum vermindern das Vitamin C und andere Vitamine im Körper. Beachten Sie, dass in diesen Fällen der Bedarf erhöht ist.
- Vorsicht mit Medikamenten wie Magensäurehemmern und Verdauungshilfen (gegen Sodbrennen oder Aufstoßen): Sie enthalten meist Metallverbindungen und können die Menge an verfügbarem Eisen in unserem Körper reduzieren.

Wenn Sie sehr starke Menstruationsblutungen haben, kann die Einnahme bestimmter Fabrikate der Antibabypille Dauer und Stärke der Blutung und damit den Blutverlust reduzieren. Sprechen Sie in diesem Fall mit Ihrem Frauenarzt darüber. Er kann dies bei der Wahl des richtigen Verhütungsmittels berücksichtigen.

Eisenreiche Lebensmittel

Am besten wird Eisen aus Fleisch, Innereien, Fisch und Schaltieren aufgenommen.
Gute pflanzliche Eisenlieferanten sind alle Vollkornerzeugnisse, Hülsenfrüchte (Bohnen, Erbsen, Linsen), Kartoffeln, Kürbis, Nüsse, Hirse, Petersilie, Lauch, Karotten und Pilze.

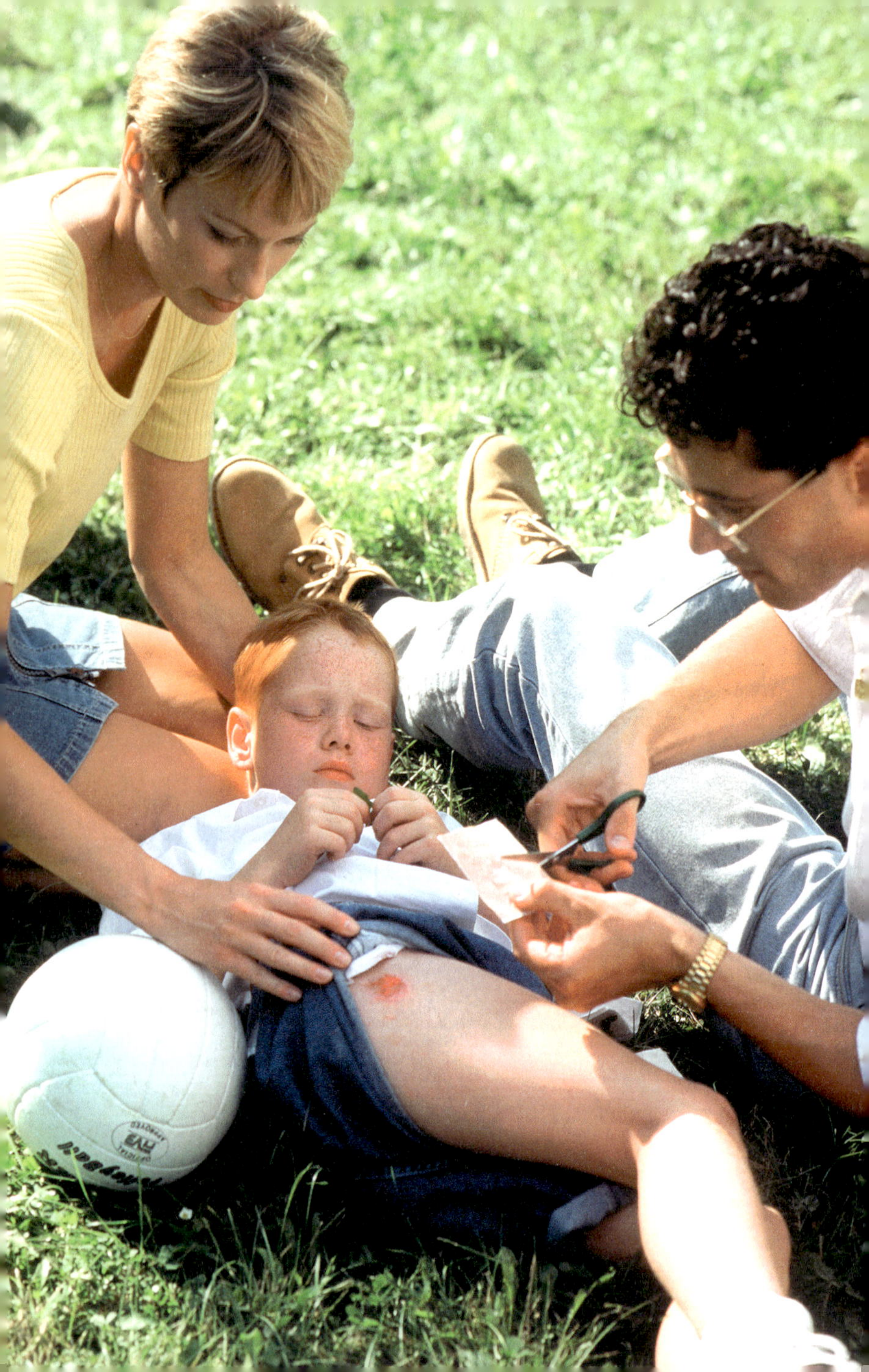

Die Blutgerinnung

Die Gerinnung und ihr Gegenspieler, die Fibrinolyse, dienen dazu, einerseits übermäßigen Blutverlust zu verhindern und andererseits die Fließeigenschaften des Blutes aufrechtzuerhalten. Um das komplizierte Zusammenspiel dieser beiden Systeme und ihre Funktionsfähigkeit zu überprüfen, stehen mehrere Tests zur Verfügung.

Ablauf der Gerinnung

Wird ein Blutgefäß verletzt, fließt Blut heraus. Um Lecks im Gefäßsystem abzudichten und damit den Körper vor Blutverlust zu schützen, wird innerhalb kurzer Zeit das Gerinnungssystem aktiviert. Bei der Blutstillung sind neben den Blutplättchen (Thrombozyten) zahlreiche weitere Stoffe, die so genannten Gerinnungsfaktoren, beteiligt. Sie alle wirken in einem komplizierten System zusammen.

Vor jeder größeren Operation sollte die Blutgerinnung überprüft werden, um Komplikationen während oder nach dem Eingriff zu vermeiden.

Eine bedeutende Rolle spielen die Thrombozyten. Innerhalb weniger Sekunden sammeln sie sich an der verletzten Stelle. Sie verändern ihre Form, werden kugelförmig und setzen sich an den Rändern des verletzten Gefäßes fest. Dabei sondern sie Botenstoffe ab, die weitere Thrombozyten herbeirufen. So entsteht ein Pfropf, der kleine Wunden abdichtet. Ein zusätzlicher Sicherheitsmechanismus sorgt dafür, dass sich die Gefäßwände zusammenziehen, wodurch die verletzte Stelle weniger durchblutet wird.

Damit die Blutung mit Hilfe eines Blutgerinnsels dauerhaft gestoppt werden kann, müssen weitere Prozesse der

Blutgerinnung in Gang gesetzt werden. Das geschieht, indem der Eiweißstoff Fibrinogen, der normalerweise flüssig im Blutplasma vorhanden ist, durch Wirkstoffe aus den Thrombozyten in seine feste Form, das Fibrin, umgewandelt wird. Das faserige Fibrin bildet über dem verletzten Gewebe ein Netz, in dem nun Blutplättchen und Blutkörperchen hängen bleiben. Dieses Gerinnsel ist fester als der Thrombozytenpfropf und wird als Thrombus bezeichnet.

Das Schmerzmittel Azetylsalizylsäure (Aspirin®) mindert die Aktivität der Thrombozyten und wirkt daher gerinnungshemmend.

Die Fibrinolyse

Damit die Wunde verheilen kann, müssen die durch das Fibringerinnsel verschlossenen Blutgefäße erst wieder durchlässig werden. Das geschieht durch die Fibrinolyse. Ein im Plasma vorhandener Stoff, das Plasmin, bewirkt, dass sich das Fibrin wieder auflöst.

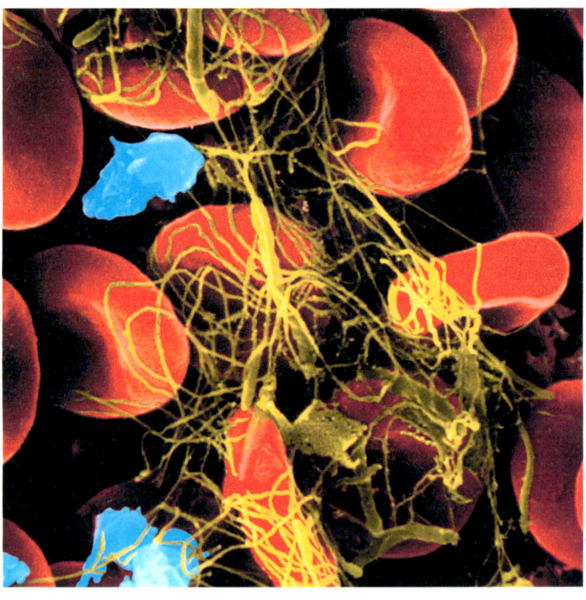

Mikroskopaufnahme eines Blutgerinnsels: Die helle Fibrinfäden führen eine starre Verbindung zwischen roten Blutkörperchen und Blutplättchen herbei.

Gerinnungstests

Gerinnungstests im Labor messen die Zeitdauer, bis sich das Fibringerinnsel bildet. Je länger es dauert, je dünnflüssiger also das Blut ist, umso höher ist die Blutungsneigung; je dickflüssiger es ist, desto größer ist die Thrombosegefahr.

Es gibt mehrere spezielle Tests, mit denen die verschiedenen Anteile der Blutgerinnung überprüft werden können:

- Die **Blutungszeit** wird getestet, indem man direkt die Zeit misst, in der die Blutung nach einem kleinen Stich in die Fingerkuppe oder ins Ohrläppchen aufhört. Normalerweise dauert das zwei bis fünf Minuten. Die Blutungszeit gibt nur einen allgemeinen Überblick über die Gerinnungsfunktion.
- Der **Quick-Test** (Prothrombinzeit oder Thromboplastinzeit) zeigt Störungen im Gerinnungssystem durch Gewebefaktoren oder äußere Einflüsse wie Medikamente an. Dieser Test wird auch zur Überwachung einer gerinnungshemmenden Behandlung (z. B. Marcumar®) durchgeführt. Der Normalwert beträgt 70 bis 100 Prozent. Unter Therapie mit Gerinnungshemmern sollte er in der Regel zwischen 15 und 25 Prozent liegen.
- Die partielle Thromboplastinzeit **(PTT)** wird ermittelt, wenn Störungen gesucht werden sollen, die durch innere (endogene) Einflüsse, d. h. innerhalb des Blutgefäßes, entstanden sind. Der Normalwert liegt zwischen 35 und 50 Sekunden. Wenn die PTT verlängert ist, kann das an einem angeborenen oder später erworbenen Mangel an Gerinnungsfaktoren liegen.
- Die Plasmathrombinzeit **(PTZ)** deutet auf Störungen bei der Fibrinbildung hin. Sie dauert normalerweise 17 bis 24 Sekunden.

Nach Operationen oder Verletzungen, bei denen eine Ruhigstellung von Körperteilen oder Bettruhe erforderlich ist, muss eine Thrombosevorbeugung (Thromboseprophylaxe) durchgeführt werden. Dies geschieht normalerweise durch das Spritzen von Heparin, einem Wirkstoff, der die Thrombosebildung hemmt.

Zur Bildung einiger Gerinnungsfaktoren in der Leber wird Vitamin K benötigt. Die Kumarine verhindern die Produktion dieser Faktoren. Allerdings tritt ihre Wirkung mit einer Verzögerung von ein bis zwei Tagen ein. Durch Einnahme von Vitamin K kann die Wirkung wieder eingeschränkt werden.

▶ Neben den genannten Tests können auch einzelne Gerinnungsfaktoren untersucht werden.

Therapiekontrolle bei Antikoagulation

Nach einer Thrombose in den Beinvenen, nach einem Herzinfarkt oder Schlaganfall erhalten die Patienten oft über längere Zeit Medikamente, die die Blutgerinnung hemmen, das Blut also flüssiger machen. Auch Patienten mit künstlichen Herzklappen müssen normalerweise solche Mittel nehmen. Denn alle diese Patienten haben ein erhöhtes Thromboserisiko.

Eine gerinnungshemmende Therapie wird auch als Antikoagulation bezeichnet. Häufig eingesetzte Wirkstoffe sind Azetylsalizylsäure (Aspirin®) oder Antikoagulanzien vom Kumarintyp (z. B. Marcumar®). Sie greifen in verschiedene Phasen des Gerinnungssystems ein. Bei den Kumarinabkömmlingen müssen häufiger Gerinnungstests vorgenommen werden, um die optimale Dosierung des Medikaments zu ermitteln und den Verlauf der Behandlung zu überwachen.

Wenn es länger blutet

Gerinnungsstörungen können durch eine abnorme Gefäßreaktion oder eine gestörte Funktion der Thrombozyten oder der Gerinnungsfaktoren bedingt sein. Sie führen dazu, dass schon kleine Hautverletzungen länger als üblich bluten. Bei den Labortests zeigen sich eine

Die Bluterkrankheit

Bei der Bluterkrankheit (Hämophilie) besteht ein Mangel an bestimmten Gerinnungsfaktoren. Dadurch kommt es auch bei kleinen Verletzungen oder Prellungen zu starken Blutungen und Blutergüssen. Die Erkrankung ist erblich und betrifft nur männliche Nachkommen.

verlängerte Blutungszeit und – je nach gestörter Funktion – bestimmte andere Messwerte.

Wie es zu Thrombosen kommt

Unter einer Thrombose versteht man die Bildung eines Blutgerinnsels (Thrombus) innerhalb eines Blutgefäßes. Bei Verschleppung des Thrombus mit Verschluss von Blutgefäßen kommt es zur so genannten Embolie. Zahlreiche Faktoren können für eine Thrombosebildung verantwortlich sein:

▶ Aktivierung des Gerinnungsprozesses durch Verletzungen oder Schäden an der Gefäßwand

Neben den Kumarinen gibt es noch andere Wirkstoffe zur Gerinnungshemmung. Sie alle wirken in verschiedenen Bereichen des Gerinnungssystems. Deshalb sind sie jeweils nur bei bestimmten Störungen einsetzbar.

Vorsicht, Thrombosegefahr

Ein erhöhtes Risiko für eine Thrombosebildung besteht

- Nach Operationen oder schweren Verletzungen
- Bei Krampfadern
- In der Schwangerschaft
- Bei langer Bettruhe oder Ruhigstellung
- Während Krankheiten oder nach Verletzungen (z. B. bei Behandlung von Verletzungen der Extremitäten mit Gips oder Schiene) bzw. mangelnder Bewegung (z. B. bei langen Auto- oder Flugreisen)
- Bei Erkrankungen wie Diabetes, Herzschwäche, Krebs
- Bei Übergewicht
- Bei Rauchern
- Infolge angeborener oder erworbener Blutgerinnungsstörungen
- Bei Einnahme bestimmter Medikamente
- Bei Frauen (vor allem über 35 Jahren), die die Pille nehmen, besonders wenn sie gleichzeitig rauchen

- Verlangsamung der Blutströmung (z.B. bei Herzschwäche) oder Veränderungen der Fließeigenschaften des Blutes (z.B. durch Wirbelbildungen bei Krampfadern)
- Veränderungen der Zusammensetzung des Blutes (beispielsweise durch krankhafte Veränderungen der Gerinnungsfaktoren oder Vermehrung von Blutzellen bei verschiedenen Krankheiten)

Thrombosen treten überwiegend im Bereich der Beine auf. Anzeichen dafür sind Schwellungen, Überwärmung und Schmerzen. Die gefürchtetste Komplikation einer Blutgerinnselbildung ist die Embolie, die – bei Verschleppung in die entsprechenden Organe – einen Schlaganfall, Herzinfarkt oder eine Lugenembolie hervorrufen kann. Mögliche Folgeerscheinungen im Bereich des Entstehungssorts der Thrombose sind Hautveränderungen, Schwellungszustände, Wadenkrämpfe oder offene Unterschenkelgeschwüre.

Krampfadern (Varizen) sind ein weit verbreitetes Venenleiden. Es handelt sich um krankhafte Erweiterungen der Venen. Frauen sind häufiger betroffen als Männer, da ihr Bindegewebe schwächer ausgebildet ist.

Thrombosen vorbeugen

Es gibt einige Grundregeln, wie man Venenthrombosen vermeiden kann. Diese gelten insbesondere für Personen mit Krampfaderleiden oder Durchblutungsstörungen der Beine. Wenn Sie zu dieser Gruppe gehören, wird der weitere Verlauf der Venenerkrankung ganz entscheidend von Ihrem Verhalten abhängig sein. Deswegen folgen auf den nächsten Seiten einige Hinweise, wie Sie sowohl dem erstmaligen Auftreten als auch einem weiteren Fortschreiten der Erkrankung wirksam vorbeugen können. Alle Menschen mit hohem Risiko für eine Thrombose sollten diese Ratschläge beachten und sich von ihrem Hausarzt beraten lassen.

Die wichtigsten Ratschläge

▶ Beherzigen Sie den Merkspruch **SSS-LLL** (sitzen und stehen ist schlecht – lieber liegen und laufen). Meiden Sie stehende und sitzende Tätigkeiten von mehr als einer Stunde ohne Unterbrechung. Wenn sich das nicht vermeiden lässt, gehen Sie zwischendurch ein paar Schritte, oder machen Sie Zehenstandübungen. Versuchen Sie, die Beine so oft wie möglich hochzulegen.

▶ Treiben Sie möglichst oft und regelmäßig Sport. Am günstigsten sind Laufen, Schwimmen oder Rad fahren. Ungünstig sind Sportarten mit großem Verletzungsrisiko (Handball, Fußball) oder mit abrupten Bewegungen (Tennis, Squash).

▶ Meiden Sie übermäßige Wärme (über 28 °C), Wärmflaschen oder zu heiße Bäder. Halten Sie sich nicht in der prallen Sonne, sondern lieber im Schatten auf. Nach einer Thrombose sollte man auf Sauna verzichten. Wenn Sie weiterhin in die Sauna gehen möchten, müssen Sie zumindest nach jedem Saunagang die Beine gut abkühlen (aufsteigende kalte Güsse, Tauchbecken).

▶ Lagern Sie die Beine nachts erhöht (um etwa 10 bis 30 Zentimeter) mit Hilfe eines Kissens oder durch ein verstellbares Fußende beim Lattenrost. Dies gilt besonders, wenn Sie Schwellungen an den Beinen haben.

▶ Duschen Sie die Beine, vor allem die Füße und Unterschenkel (von unten nach oben), zweimal täglich oder öfter kalt ab. Das Wasser sollte nicht eiskalt, sondern angenehm kühl sein (16 bis 18 °C). Die Duschzeit sollte fünf bis zehn Minuten betragen.

▶ Vermeiden Sie Tätigkeiten, die mit häufigem oder schwerem Heben und Pressen verbunden sind (Kegeln, Kraftsport etc.). Achten Sie auf weichen Stuhl, um möglichst wenig pressen zu müssen.

Krampfadern sind nicht nur ein kosmetisches Problem, sondern verursachen auch häufig Beschwerden. In jedem Fall sollten solche Beschwerden von einem Spezialisten abgeklärt werden. Das entsprechende Fachgebiet heißt Phlebologie.

Krampfadern entstehen besonders häufig während einer Schwangerschaft.

▶ Führen Sie wenigstens einmal täglich eine Fußgymnastik durch: dreimal Fußkreisen, dann plötzliches, kräftiges Heranziehen der Fußspitzen nach oben. Diese Übung wiederholen Sie am besten 20- bis 30-mal.

▶ Gehen Sie so viel wie möglich barfuß oder in Sandalen mit anatomischem Fußbett. Tragen Sie möglichst bequeme Schuhe mit flachen Absätzen: je flacher der Absatz, desto besser. Absätze über sechs bis acht Zentimeter sind sehr ungünstig.

▶ Jede Stauung von Blut in den Beinen ist schlecht: Korsett, Gummis von Kniestrümpfen, zu langes eingeengtes Sitzen. Bei langen Autofahrten sollten Sie alle zwei Stunden eine Pause machen und umhergehen. Wenn Sie fliegen: jede Stunde aufstehen. Zusätzlich jede Stunde zehn Kniebeugen oder Zehenstandübungen durchführen.

▶ Falls Sie Kompressionsbinden bzw. -strümpfe verordnet bekommen haben, tragen Sie diese konsequent regelmäßig morgens vom Verlassen des Bettes an bis zum Zubettgehen. Die Strümpfe bewirken, dass das Blut sich nicht im unteren Beinbereich staut, sondern durch

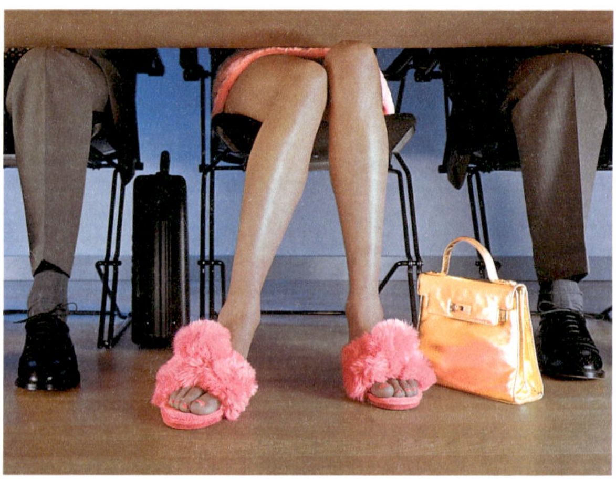

Bei einer Neigung zu Krampfadern sollten Sie auf alle Fälle bequeme Schuhe tragen – es müssen ja nicht gleich die Badelatschen mit Plüschbesatz sein!

leichtes Zusammenpressen der Venen und Unterstützung der Venenklappen besser zum Herzen strömen kann. Kompressionsstrümpfe gibt es in zahlreichen modischen Formen und Farben.

▶ Chronische Verstopfung fördert die Blutstauung im Becken. Achten Sie auf ausreichend Ballaststoffe in der Nahrung. Nehmen Sie dreimal täglich einen Löffel Weizenkleie oder Leinsamen in Fruchtsaft oder Joghurt zu sich.

▶ Aufs Rauchen sollten Sie unbedingt verzichten.

▶ Halten Sie Ihr Gewicht unter Kontrolle, und versuchen Sie zumindest, Ihr Normalgewicht zu erreichen. Denn Übergewicht belastet die Venen, aber auch Herz und Kreislauf.

▶ Trinken Sie immer ausreichend, vor allem in der warmen Jahreszeit mindestens zwei Liter täglich, am besten Wasser oder Kräutertee bzw. ungesüßte Säfte.

▶ Wenn Sie als Frau ein erhöhtes Thromboserisiko haben, sollten Sie die Antibabypille nur in Absprache mit Ihrem Arzt und unter regelmäßiger ärztlicher Kontrolle einnehmen. Gegebenenfalls sollten Sie eine andere Verhütungsmethode wählen. Dies gilt besonders dann, wenn Sie zusätzlich rauchen und bereits über 35 Jahre alt sind.

▶ Bei neu auftretenden Beinbeschwerden wie Schmerzen, Schwellungen, die länger als zwei Tage anhalten, sowie bei plötzlichem Husten, Atemnot und Schwindel suchen Sie bitte sofort einen Arzt auf.

▶ Bei Schwangerschaft, Operationen und jeder längeren Bettruhe ist die Gefahr einer Thrombosebildung erhöht. Sollten Sie bereits ein Venenleiden oder Ihnen bekannte Risikofaktoren haben, informieren Sie den behandelnden Arzt darüber, damit eine wirksame Thrombosevorbeugung durchgeführt werden kann.

Die Venenklappen wirken wie ein Ventil: Sie lassen das Blut nur in einer Richtung – nämlich zum Herzen hin – fließen. Wenn sie nicht mehr intakt sind, versackt das Blut in den Beinen.

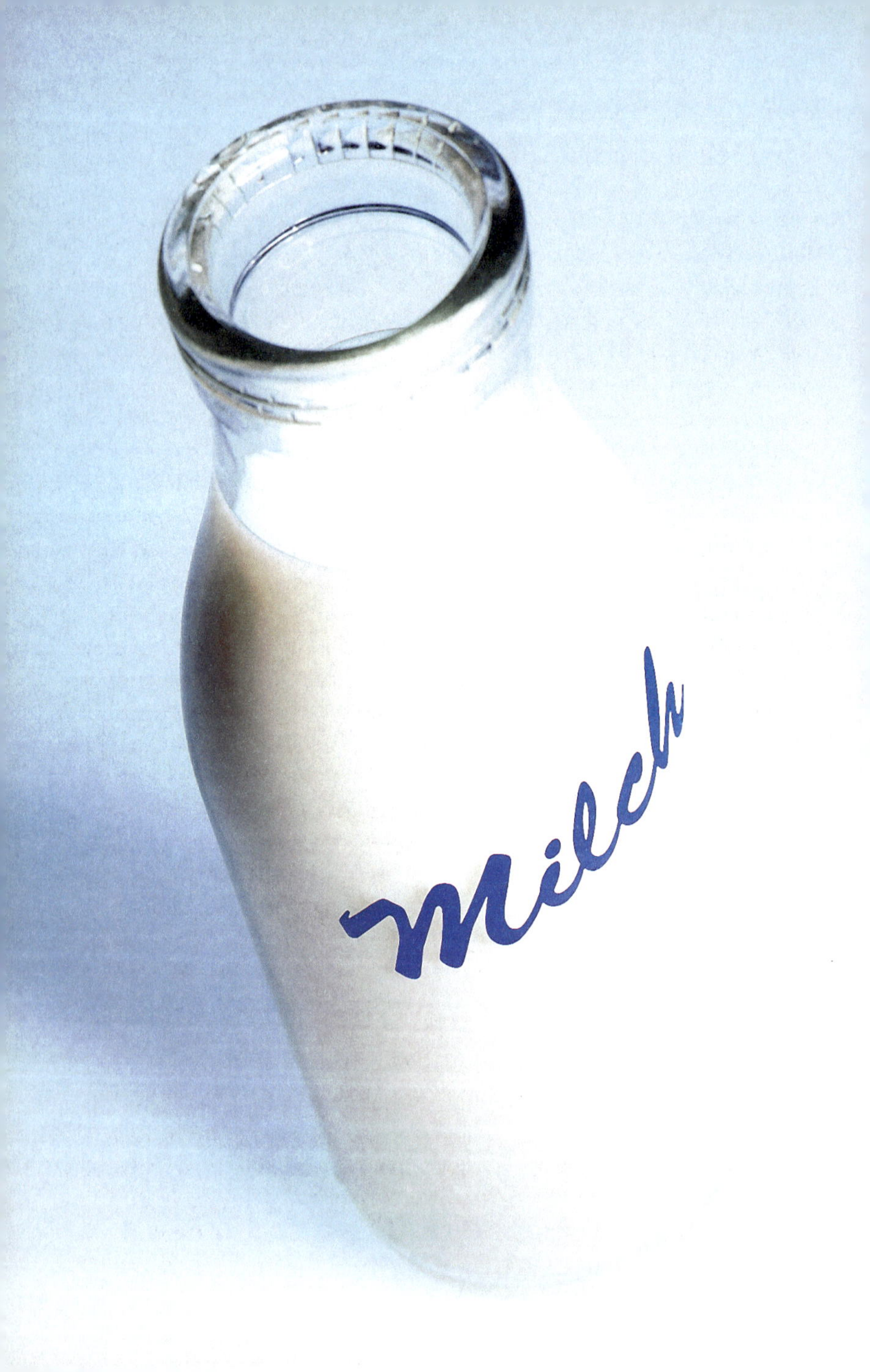
Milch

Rund ums Eiweiß

Eiweißstoffe erfüllen in unserem Körper vielfältige Aufgaben. Die Menge verschiedener Eiweißstoffgruppen oder auch einzelne Anteile davon können im Blut oder Urin gemessen werden und liefern wichtige Hinweise auf Störungen. Eine besondere Rolle spielen einige Enzyme, deren Konzentration im Serum Schäden bestimmter Organe anzeigen.

Proteine und Aminosäuren

Um den Stoffwechsel, das Wachstum, die Erneuerung und Reparatur von Zellen und Geweben aufrechtzuerhalten, benötigt unser Körper Eiweiß oder Protein. Proteine bestehen aus Aminosäuren. Ein Teil davon wird in der Leber aus Zucker und Fetten gebildet oder aus körpereigenen Proteinen wiedergewonnen. Einige (so genannte essenzielle) Aminosäuren müssen jedoch über die Nahrung aufgenommen werden, da sie der Körper nicht selbst bilden kann. Sie sind überwiegend in tierischem Eiweiß (Fleisch, Fisch, Milch, Eier) enthalten.

Die vielen Aufgaben der Proteine

Eiweißmoleküle können viele Stoffe, beispielsweise Blutfette oder Hormone, an sich binden und sie im Blut transportieren. Sie beeinflussen auch den Wasserhaushalt im Körper sowie den Flüssigkeitsaustausch zwischen Blut und Gewebe.
Enzyme (Fermente) bestehen ebenfalls aus Proteinen. Sie steuern und beschleunigen viele Stoffwechselvorgänge im Körper. Weitere Beispiele für Eiweißverbindungen sind Kollagen und Keratin, wichtige Baustoffe für Haut, Haare und Nägel.

»Essenziell« bedeutet, dass der Körper solche Substanzen nicht selbst herstellen kann, sondern sie von außen über die Nahrung zugeführt werden müssen. Da essenzielle Aminosäuren überwiegend in Nahrungsmitteln tierischer Herkunft vorkommen, muss bei einer fleischlosen Ernährung besonders auf ausreichende Zufuhr von lebensnotwendigem Eiweiß geachtet werden.

Das Eiweiß im Serum

Bei vielen Krankheiten lassen sich charakteristische Veränderungen im Aufbau der Eiweißmoleküle nachweisen.

Im Blut befindet sich eine große Anzahl von Eiweißmolekülen, die in ihrem chemischen Aufbau sehr unterschiedlich sind. Die Menge aller Proteine im Serum bezeichnet man als das Gesamteiweiß. Dieser Wert allein liefert jedoch nur grobe Anhaltspunkte über eine Abweichung der Eiweißkonzentration im Körper. Um mehr Informationen zu bekommen, muss man die Eiweißmolekülgruppen, gegebenenfalls auch Untergruppen, weiter aufschlüsseln. Das geschieht mit Hilfe der Elektrophorese (siehe unten).

↗ Ursachen für eine Erhöhung des Gesamteiweißes sind chronisch entzündliche Erkrankungen oder die massive Vermehrung eines bestimmten Eiweißanteils.

↘ Erniedrigtes Gesamteiweiß findet sich bei starkem Eiweißverlust, der durch Nierenfunktionsstörungen, Verbrennungen, Mangelernährung oder schweren Tumorerkrankungen hervorgerufen werden kann. Sinkt der Wert für Gesamteiweiß unter vier Gramm pro 100 Milliliter, kommt es zur Einlagerung von Flüssigkeit ins Gewebe (Ödem).

Eiweißelektrophorese

Mit Hilfe der Elektrophorese können die Eiweißmoleküle je nach Größe und physikalisch-chemischen Eigenschaften in verschiedene Gruppen (so genannte Fraktionen) gespalten werden.

Bei den großen Gruppen unterscheidet man Albumin, Alpha-, Beta- und Gamma-Globulin. Bei vielen Krankheiten kommt es zu charakteristischen Veränderungen in der Zusammensetzung dieser Eiweißkörper.

▶ Das Albumin ist ein relativ großes Proteinmolekül. Seine Hauptaufgabe ist der Transport von Nährstoffen, Vitaminen, Hormonen oder auch Medikamenten im Blut. Außerdem sorgt es für den Flüssigkeitsausgleich zwischen Blut und Gewebe.

▶ Unter die Fraktionen der Alpha- und Beta-Globuline fallen zahlreiche unterschiedliche Eiweißkörper, die überwiegend Aufgaben beim Transport von Stoffen (z. B. Eisen, Kupfer), bei der Gerinnung oder bei entzündlichen Prozessen im Körper erfüllen.

▶ Die Gruppe der Gamma-Globuline entspricht den Antikörpern oder Immunglobulinen. Sie treten dann in Aktion, wenn die körpereigene Abwehr auf eine Infektion reagiert.

Bei besonderen Fragestellungen lassen sich auch die Fraktionen der Elektrophorese durch verschiedene Verfahren noch weiter aufschlüsseln.

Die Elektrophoresekurve zeigt ein typisches Muster. Jede gipfelartig nach oben ansteigende Kurve stellt eine Fraktion, d. h. eine Gruppe von Eiweißmolekülen, dar.

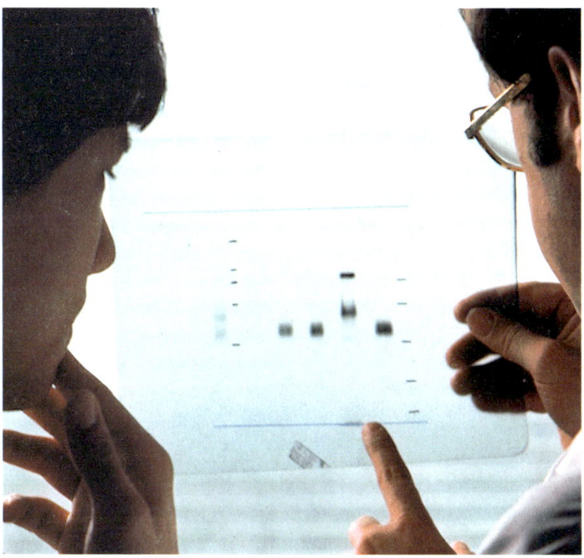

Modernste Hilfsmittel kommen heute bei der Blutuntersuchung zum Einsatz: Aufnahme einer Elektrophorese.

Der Harnstoff

Künstlich hergestellter Harnstoff (Urea) wird bei vielen Hautkrankheiten als Arzneimittel angewendet. Denn er wirkt feuchtigkeitsbindend und hat daher vor allem bei trockener Haut eine günstige Wirkung.

Harnstoff ist das Endprodukt des Eiweißstoffwechsels. Er wird über die Nieren ausgeschieden. Der Harnstoffwert gibt Hinweise auf die Nierenfunktion, ist jedoch auch von der Nahrungszusammensetzung (viel eiweißreiche Kost, z. B. Fleisch) abhängig. Harnstoff kann für therapeutische Zwecke auch künstlich hergestellt werden.

↗ Erhöhte Harnstoffwerte finden sich bei allen Vorgängen, die mit einem verstärkten Abbau von Gewebe, also auch Eiweißstoffen, verbunden sind, wie schwere Infektionen oder Tumorerkrankungen. Auch Fieber, Verbrennungen und schwere Verletzungen führen zu erhöhten Harnstoffwerten. Ist der Eiweißstoffwechsel normal, kommt es erst bei deutlicher Einschränkung der Nierenleistung zu einem Harnstoffanstieg.

↘ Zu niedrige Harnstoffwerte sind meist nicht krankhaft, kommen aber beispielsweise bei Eiweißmangel vor. Dieser kann durch eiweißarme Kost, bei Fastenkuren oder durch eine Schwangerschaft bedingt sein.

Normalwerte des Eiweissstoffwechsels

● Serumgesamteiweiß	6–8 g/dl
● Elektrophorese (Angaben in Prozent des Gesamteiweißes)	
– Albumin	55–65 %
– Alpha1-Globulin	2–6 %
– Alpha2-Globulin	6–12 %
– Beta-Globulin	8–15 %
– Gamma-Globulin	11–20 %
● Harnstoff	10–50 mg/dl

Wichtige Hinweise durch Enzyme

Enzyme sind Proteine, die wie ein Katalysator den Ablauf einer chemischen Reaktion steuern und beschleunigen, ohne sich selbst dabei zu verändern. Sie sind überall im Körper am Stoffwechsel beteiligt. Jede Zelle enthält große Mengen an Enzymen, um ihren zelleigenen Stoffwechsel aufrechtzuerhalten.
Jede Art von Enzym hat eine ganz bestimmte biochemische Aufgabe. Insgesamt sind bereits über 2500 verschiedene Enzyme bekannt.

Eine ältere Bezeichnung für Enzym ist Ferment, was so viel wie Gärungsmittel bedeutet. Aufgrund ihrer Funktion werden Enzyme als Katalysatoren bezeichnet. Sie werden auch bei Laboruntersuchungen oder bei der Herstellung von Lebensmitteln und anderen Produkten eingesetzt.

Typische Enzymmuster

Jede Art von Gewebe bzw. jedes Organ ist mit charakteristischen Enzymen ausgestattet. Dieses typische Enzymmuster macht man sich bei der Abklärung (Diagnostik) von Organstörungen zunutze. Denn wenn ein Organ geschädigt ist, werden aus den Zellen Enzyme freigesetzt und gelangen ins Blut. Im Serum kann ihre Menge gemessen werden. Je stärker die Schädigung ist, desto höher steigt der Enzymspiegel im Serum an. Dabei kann man sowohl auf den Grad als auch auf die Herkunft der Schädigung schließen. Für die verschiedenen Organe sind bestimmte Enzyme bzw. Enzymmengen typisch. Kein Enzymwert sollte allerdings für sich allein, sondern immer in Zusammenhang mit den übrigen Werten beurteilt werden. Die Untersuchung der Enzymspiegel ist vor allem bei folgenden Organen bzw. Störungen von Bedeutung:

- Leber: bei Entzündung, Leberzellschaden oder Abflussstörungen der Gallenflüssigkeit
- Herz: Herzmuskelschaden (Herzinfarkt)
- Bauchspeicheldrüse: Entzündungen, Sekretabflussstörungen

- Skelettmuskulatur und Knochen: Verletzungen, Tumorerkrankungen, Entzündungen
- Prostata: Tumorerkrankungen

Funktion und Wirkung einzelner Enzyme

Die Enzymdiagnostik ist vor allem bei Herzinfarkt und bei Erkrankungen der Leber und der Gallenwege von Bedeutung.

- **CK** (= Kreatinkinase): Dieses Enzym ist an der Bereitstellung von Energie innerhalb der Zellen beteiligt. Man kennt drei Untergruppen (Isoenzyme), die in verschiedenen Gewebearten verteilt sind: Die CK-BB kommt überwiegend im Gehirn vor und ist nach einem Schlaganfall oder epileptischen Anfall im Serum erhöht. Die CK-MB findet sich hauptsächlich in Herzmuskelzellen und steigt nach einem Herzinfarkt an.
Der Hauptanteil der im Serum messbaren CK besteht aus CK-MM. Da dieses Isoenzym vor allem in Skelettmuskelzellen enthalten ist, weist eine Erhöhung auf eine Erkrankung (Muskelschwund) oder Verletzungen der Muskulatur hin. Auch nach körperlicher Anstrengung können die CK-Werte ansteigen.
- **GOT** (= Glutamat-Oxalazetat-Transaminase) und **GPT** (= Glutamat-Pyruvat-Transaminase): An diesen beiden Enzymen kann man eine Leberschädigung erkennen. Ursache kann eine Leberentzündung (Hepatitis) oder eine Leberzirrhose sein. Man nennt diese beiden Enzyme auch Transaminasen, da sie bei der Umsetzung von Aminosäuren beteiligt sind. Während die GPT fast nur in der Leber vorkommt, gibt es die GOT auch im Herzmuskel in größeren Mengen. Deshalb kann eine GOT-Erhöhung auf einen Herzinfarkt hinweisen.
- **AP** (= alkalische Phosphatase): Das Enzym wird in der Leber produziert und zur Unterstützung der Verdauungsarbeit in den Darm abgegeben. Deshalb ist die AP erhöht, wenn eine Lebererkrankung mit gleichzeiti-

ger Stauung der Gallenflüssigkeit vorliegt. AP kommt auch im Knochen vor und kann auf Knochenerkrankungen hinweisen.

- **Gamma-GT** (GGT): Auch dieses Leberenzym ist bei vielen Lebererkrankungen erhöht, bei denen gleichzeitig eine Stauung der Gallenflüssigkeit besteht.
- **LDH** (= Laktatdehydrogenase): Dieses Enzym kommt in größeren Mengen sowohl in der Leber als auch im Herz- und Skelettmuskel sowie in roten Blutkörperchen vor. Eine Erhöhung kann sowohl auf Lebererkrankungen als auch auf einen Herzinfarkt oder vermehrten Abbau roter Blutkörperchen hinweisen.
- **SP** (= saure Phosphatase): Dieses Enzym kommt vorwiegend in der Prostata vor. Eine Erhöhung der Serumkonzentration weist auf eine Krebserkrankung der Prostata oder auf Knochenerkrankungen hin.
- **Lipase** und **Amylase** spielen eine wichtige Rolle bei der Verdauung von Fett bzw. Stärke. Sie werden in den Speicheldrüsen im Mundbereich und in der Bauchspeicheldrüse gebildet. Abweichende Serumwerte sind in der Regel ein Hinweis auf Entzündungen oder Sekretabflussstörungen dieser Organe.

Unit (Abkürzung: U) ist die internationale Einheit für Enzymwerte. Das entspricht einer Enzymmenge, die eine bestimmte Menge Stoff in einer Minute umsetzen kann.

Die wichtigsten Enzyme und ihre Werte

Enzym	Männer	Frauen
CK	bis 80 U/l	bis 70 U/l
Gamma-GT	bis 28 U/l	bis 18 U/l
GOT (ASAT)	bis 18 U/l	
GPT (ALAT)	bis 20 U/l	
AP	bis 170 U/l	
LDH	80–240 U/l	
SP	bis 11 U/l	

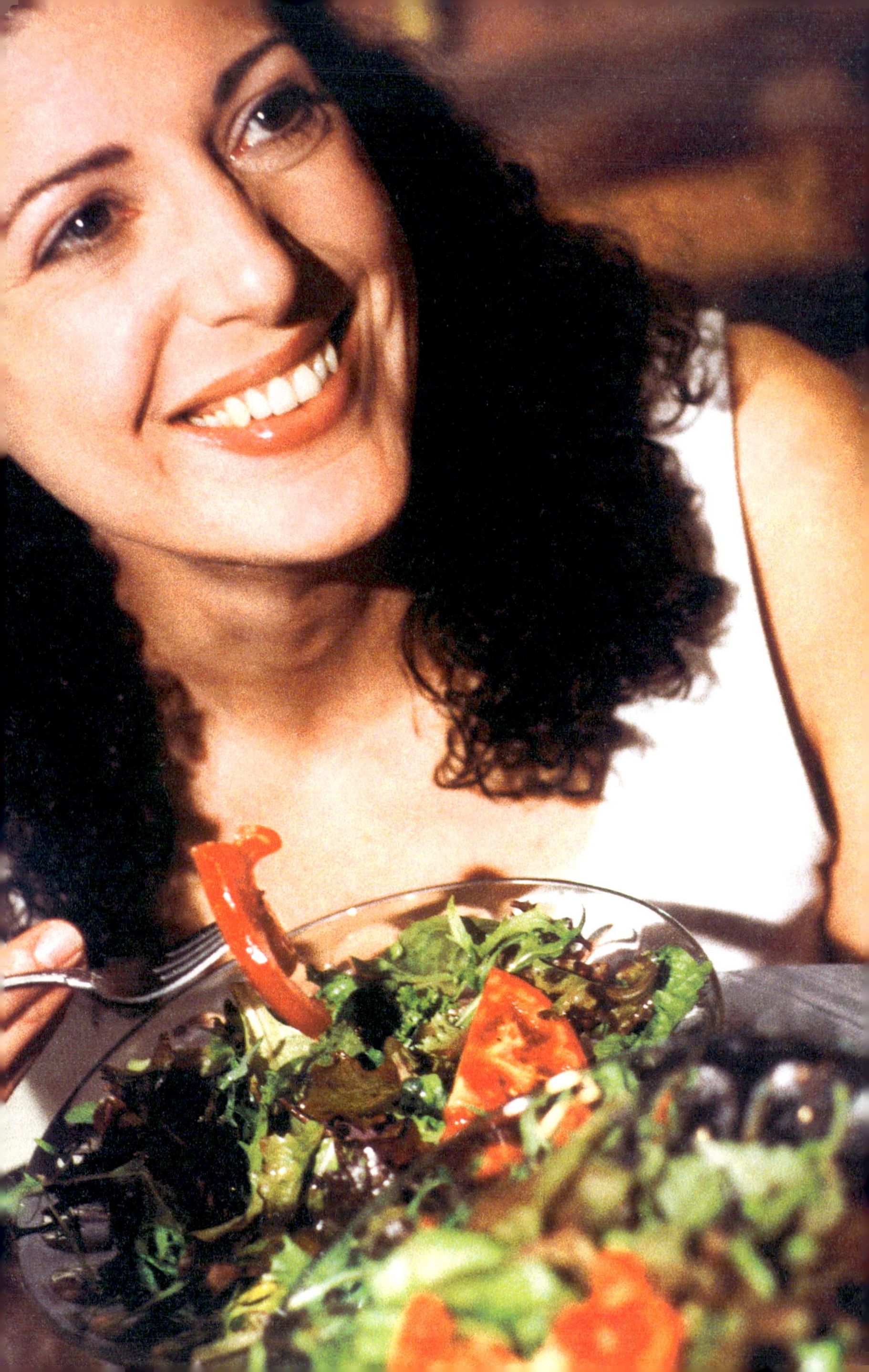

Stoffwechsel und Ernährung

Nicht nur die Bestandteile unserer Nahrung, sondern auch ihre Abbau- und Ausscheidungsprodukte können durch zahlreiche Laborwerte erfasst werden. Sie geben Hinweise auf die verschiedenen Organe, die am Stoffwechsel beteiligt sind. Da die Ernährungsgewohnheiten eine entscheidende Rolle spielen, finden Sie in diesem Kapitel auch Ratschläge für die richtige Ernährung, um Stoffwechselstörungen vorzubeugen.

Der Blutzucker

Hauptenergiequelle für unseren Körper sind die Kohlenhydrate. Sie werden im Darm zum größten Teil in Glukose umgewandelt, bevor sie ins Blut übergehen. Als wichtigster Energieträger des Stoffwechsels versorgt die im Blut befindliche Glukose (Blutzucker) Muskeln und Gehirn mit dem notwendigen Treibstoff. Die Höhe des Blutzuckers (Blutzuckerspiegel) wird einerseits vom Verbrauch, andererseits durch Aufnahme und Bildung von Glukose bestimmt.

Nicht benötigte Glukose wird in der Leber zwischengelagert. Bei übermäßiger Zufuhr wird Glukose auch zu Fett umgebaut und im Fettgewebe gespeichert.

Die Bedeutung von Insulin

Eine bedeutende Rolle im Glukosestoffwechsel spielt das Insulin, ein Hormon, das in den so genannten Inselzellen der Bauchspeicheldrüse (Pankreas) gebildet wird. Es bewirkt, dass der Blutzucker in die Zellen aufgenommen und dort verwertet werden kann. Wenn nach einer Mahlzeit der Zuckerspiegel im Blut steigt, schüttet die

Bauchspeicheldrüse Insulin aus. Dieses beschleunigt den Transport des Blutzuckers aus dem Blut in die Zellen und wirkt damit blutzuckersenkend. Auf diese Weise trägt das Insulin dazu bei, dass der Blutzuckerspiegel auf einem konstanten Pegel gehalten wird.

Im Fachhandel sind Messgeräte erhältlich, mit denen man zu Hause selbst seinen Blutzuckerspiegel bestimmen kann. Dazu wird nur ein winziger Tropfen Blut aus der Fingerkuppe benötigt. Die Bedienung dieser Geräte ist leicht erlernbar.

Gegenspieler des Insulins

Hormone der Nebenniere wie Adrenalin und Kortisol sowie das ebenfalls in der Bauchspeicheldrüse produzierte Glukagon zeigen eine gegenteilige Wirkung zum Insulin, denn sie können den Blutzuckerspiegel anheben. Dies geschieht z. B. in Stresssituationen, in denen Zuckervorräte in der Leber mobilisiert werden, um die Energieversorgung von Gehirn und Muskeln zu gewährleisten.

Bestimmung des Blutzuckerspiegels

Zur Bestimmung des Blutzuckerspiegels kann Venen- oder Kapillarblut (aus der Fingerkuppe) verwendet werden. Es gibt auch einfache Teststreifen, die jedoch keine so exakten Werte wie Messgeräte liefern. Der Blutzuckerspiegel wird durch Art und Menge der zuletzt aufgenommenen Nahrung stark beeinflusst. Deshalb sollte das Blut bei nüchternem Zustand etwa zwölf Stunden nach der letzten Mahlzeit abgenommen werden.

Normalwerte des Blutzuckerspiegels

Normalwert (nüchtern)	70–100 mg/dl
Grenzbereich	100–120 mg/dl
Diabetisch	über 120 mg/dl
Nierenschwelle	ca. 180 mg/dl

(d. h., bei Überschreiten dieser Grenze ist der Zucker auch im Urin nachweisbar)

Besteht Verdacht auf Zuckerkrankheit, sind zur weiteren Abklärung oft eingehendere Untersuchungen erforderlich:

- Beim Glukosebelastungstest werden die Blutzuckerwerte nüchtern und zwei Stunden nach Zuführen einer bestimmten Menge Glukose gemessen.
- Weiteren Aufschluss gibt auch ein so genanntes Blutzuckertagesprofil, bei dem neben dem Nüchternwert morgens noch jeweils ein Wert vormittags bzw. nachmittags bestimmt wird.
- Der Nachweis von Glukose im Urin spricht für eine Störung des Blutzuckerstoffwechsels.

Nach jeder Mahlzeit steigt der Blutzuckerspiegel auf Werte an, die – abhängig von Art und Menge der aufgenommenen Nahrung – weit über dem Wert im nüchternen Zustand liegen.

Hyperglykämie und Zuckerkrankheit

Wenn die Bauchspeicheldrüse zu wenig Insulin produziert oder das Insulin im Körper nicht richtig wirkt, kann der Zucker nicht verarbeitet werden und die Blutzuckerwerte steigen an.

Erhöhte Werte werden als Hyperglykämie bezeichnet. Ein großer Teil des Zuckers wird dann mit dem Urin wieder ausgeschieden, ohne dass er im Körper verwertet werden konnte. Dieser überschüssige Zucker kann dann bei zuckerkranken Menschen nicht nur im Blut, sondern auch im Harn nachgewiesen werden. Darum heißt die Zuckerkrankheit Diabetes mellitus, was wörtlich übersetzt »honigsüßes Hindurchgehen« bedeutet.

Diabetesgefährdet sind vor allem Menschen ab dem 40. Lebensjahr, die deutliches Übergewicht haben; erst recht, wenn in der Familie schon jemand zuckerkrank war. Denn bei beiden Formen des Diabetes mellitus spielt die Vererbung eine bedeutende Rolle. Außerdem ist der Altersdiabetes oft mit anderen Erkrankungen wie Gicht (siehe Seite 65) oder Fettstoffwechselstörungen (siehe Seite 57f.) verbunden.

Falls bei Ihnen ein erhöhtes Risiko für Diabetes besteht, sollten Sie besonders auf erste Anzeichen achten und Ihren Blutzucker etwa einmal jährlich kontrollieren lassen, um Störungen rechtzeitig zu erkennen.

Zuckerkrankheit (Diabetes mellitus)

Bei der Zuckerkrankheit unterscheidet man zwischen zwei Haupttypen:

- **Typ I** oder **jugendlicher (juveniler) Typ.** Diese Form tritt bereits bei Kindern und Jugendlichen auf. Etwa zehn Prozent aller Diabetiker sind davon betroffen. Da ihre Bauchspeicheldrüse kein Insulin mehr bildet, sind sie lebenslang auf Insulinzufuhr von außen angewiesen.
- **Typ-II-** oder **Altersdiabetes.** Dieser sehr häufige Typ (ca. 90 Prozent aller Erkrankungen an Diabetes) kommt gewöhnlich erst bei Menschen über 40 Jahren vor. Die Betroffenen sind nicht insulinabhängig, da ihre Bauchspeicheldrüse noch Insulin produzieren kann. Die Wirkung des Insulins im Kohlenhydratstoffwechsel ist jedoch gestört. Diese Form des Diabetes ist in den meisten Fällen (ca. 80 Prozent) mit Übergewicht verbunden.

Die Betroffenen merken anfangs oft gar nichts. Sie haben jahrelang kaum Beschwerden und häufig wird die Krankheit nur durch Zufall entdeckt. Häufige Auslöser sind Gewichtszunahme, Lebererkrankungen, hormonelle Störungen, Stress oder auch eine Schwangerschaft. Deutliche Anzeichen treten erst bei einer stärkeren Stoffwechselstörung auf: Typische Erscheinungen sind Heißhunger, starker Durst, Gewichtsverlust, häufiges Wasserlassen, Müdigkeit und Abgeschlagenheit. Später können weitere Begleiterscheinungen auftreten wie Juckreiz, Hautausschläge, Sehstörungen, schlechte Wundheilung und Potenzstörungen.

Wenn die Erkrankung nicht rechtzeitig erkannt und behandelt wird, kommt es zu dauerhaften Schäden – vor allem Gefäßschäden – an verschiedenen Organen und gefährlichen Spätfolgen wie Erblindung, Nierenversagen, Gefühls- und Durchblutungsstörungen der Beine, Herz- und Kreislauferkrankungen.

Blutzuckerwerte normalisieren

Die folgenden Ratschläge gelten insbesondere für Patienten mit Typ-II-Diabetes oder Personen mit erhöhtem Risiko. Denn damit kann man einem Ausbruch der Erkrankung vorbeugen. Bei Betroffenen mit Typ-I-Diabetes ist eine alleinige Diät nicht ausreichend, sie müssen zusätzlich Insulin zuführen.

Körpergewicht regulieren

Übergewichtige Menschen mit Diabetes können in den meisten Fällen ohne Medikamente und ohne Insulin auskommen, wenn sie abnehmen, sich vernünftig ernähren und regelmäßig bewegen. Der Blutzuckerspiegel normalisiert sich oft von allein durch das verringerte Körpergewicht. Denn jedes zusätzliche Gramm Körperfett beansprucht mehr Insulin.

Einen Anhaltspunkt, um zu beurteilen, ob jemand abnehmen muss, liefert der Bodymass-Index (siehe Seite 57). Etwas schwieriger haben es schlanke Typ-II-Diabetiker: Im Gegensatz zu Übergewichtigen produziert ihre Bauchspeicheldrüse oft wirklich zu wenig Insulin. Deshalb benötigen sie eher Medikamente. Aber auch für Schlanke ist eine gesunde Ernährung wichtig, um die Spätfolgen der Krankheit zu vermeiden.

Bei Kohlenhydraten kommt es nicht nur auf die Menge an, sondern auch auf ihre Wirkung auf den Blutzucker. Die Aufnahme im Darm und die Umsetzung in Blutzucker sind unterschiedlich. Obst, Gemüse, Hülsenfrüchte und Getreide sind leichter resorbierbar.

Richtig ernähren

- Sparen Sie mit **Fett.** Achten Sie auch auf die Qualität des verwendeten Fetts. Fett sollte maximal ein Drittel (30 Prozent) des täglichen Energiebedarfs decken. Davon soll etwa je ein Drittel aus gesättigten, einfach und mehrfach ungesättigten Fettsäuren bestehen. Das gilt auch für Gesunde, besonders aber für Diabetiker, da die Zuckerkrankheit häufig mit erhöhten Blutfettwerten

(Hyperlipidämie) einhergeht. Es ist besonders wichtig, auf die richtige Zusammensetzung der Speisefette zu achten. Weitere Informationen dazu finden Sie auf Seite 62ff.

Nach Anwendung von blutzuckersenkenden Medikamenten besteht eine erhöhte Gefahr, Unterzucker zu entwickeln. Sportliche Aktivitäten verstärken diese Wirkung. Achten Sie deshalb beim Sport immer auf ausreichende Nahrungszufuhr.

- Der **Eiweißanteil** im Essen sollte zwischen 10 und 20 Prozent der Gesamtenergie liegen. Auch bei sparsamer Verwendung von Fleisch- und Milchprodukten kann der Bedarf durch kohlenhydratreiche Lebensmittel mit viel pflanzlichem Eiweiß wie Hülsenfrüchten, Getreide und Kartoffeln gedeckt werden.
- Essen Sie öfter **Fisch.** Er enthält viel Jod, das für die Funktion der Schilddrüse unentbehrlich ist. Außerdem sind im Fisch reichlich ungesättigte Fettsäuren vorhanden. Sie tragen dazu bei, den Fettstoffwechsel zu regulieren und das Risiko für Arteriosklerose (Gefäßverkalkung) und Herzinfarkt zu senken.
- Sorgen Sie für viel **Obst** und **Gemüse** auf Ihrem Speisezettel. Sie enthalten viele Vitamine, Mineral- und Ballaststoffe.

Regelmäßige Bewegung

Diabetiker sind eher als Gesunde gefährdet, an Gewicht zuzunehmen. Da Insulin die Wärmeentwicklung nach dem Essen fördert, wird bei Gesunden ein Teil der aufgenommenen Energie ungenutzt wieder abgegeben. Körperliche Bewegung hilft, den Insulinbedarf zu senken und die Empfänglichkeit der Zellen für Insulin zu steigern. Außerdem wird durch Muskelarbeit überschüssiges Fett verbrannt.

Überfordern Sie den untrainierten Körper jedoch nicht mit plötzlichen Anstrengungen. Steigern Sie die Leistung nur langsam, und trainieren Sie möglichst regelmäßig. Dann kann sich der Körper an die Aktivität gewöhnen, und der Blutzucker reguliert sich mit der Zeit.

Der Fettstoffwechsel

Das Fett in unserer Nahrung

Neben Eiweiß und Kohlenhydraten gehört das Fett zu den Grundnahrungsstoffen, mit denen unser Körper seinen Energiebedarf deckt. Abgesehen von den so genannten essenziellen Fettsäuren, die über die Nahrung zugeführt werden müssen, ist die Aufnahme von Fett aber nicht unbedingt notwendig, da es auch durch Kohlenhydrate ersetzt werden kann. Die Fettaufnahme hängt entscheidend von den Ernährungsgewohnheiten ab und ist deshalb individuell unterschiedlich.

Auch unter Fachleuten besteht keine einhellige Meinung darüber, bei welchen Blutfettwerten ein erhöhtes Risiko besteht.

Hauptanteil des Fetts (ca. 90 Prozent) sind die Neutralfette oder Triglyzeride. Die übrigen Anteile sind Chole-

Der Bodymass-Index (BMI)

Der Bodymass-Index ist eine gute Methode, den Ernährungszustand oder die Körpermasse eines Menschen zu beurteilen. Der BMI lässt sich aus dem Körpergewicht und der Körpergröße über die folgende Formel errechnen:

$$\text{BMI} = \frac{\text{Gewicht (in Kilogramm)}}{\text{Größe (in Meter)}^2}$$

Die Werte bedeuten für Diabetiker:

- Typ-II-Diabetiker mit einem BMI zwischen 19 und 25 brauchen nicht abzunehmen und können im Rahmen der Ernährungsempfehlungen essen, was ihnen schmeckt.
- Ein BMI ab 30 bedeutet, dass Sie deutlich zu dick sind, vor allem wenn ein zusätzliches Gesundheitsrisiko wie Diabetes vorliegt. Das bedeutet, Sie sollten langfristig unbedingt abnehmen. Sorgen Sie für regelmäßige Bewegung, schränken Sie Ihren Alkohol- und Fettkonsum deutlich ein!
- Bei einem BMI von über 35 benötigen Sie eine ausgeklügelte kalorienarme Diät und fachliche Hilfe beim Abnehmen.

sterin, fettlösliche Vitamine (A, D, E, K) und andere Fettstoffe.
Fette oder Lipide sind ein wichtiger Bestandteil in allen menschlichen und tierischen Zellen und spielen eine bedeutende Rolle als Baustoff des Körpers.

Die Blutfette

Neben den erworbenen Fettstoffwechselstörungen gibt es einige erbliche Formen (z. B. familiäre Hypercholesterinämie). Wer also Verwandte mit erhöhten Blutfettwerten hat, sollte seine eigenen Werte überprüfen lassen.

Die Untersuchung der Blutfette dient zur Abklärung von Fettstoffwechselstörungen, aber auch zur Risikoabschätzung von Herz-Kreislauf-Erkrankungen, bedingt durch Gefäßverkalkung (Arteriosklerose). Betroffen sind vor allem Personen, bei denen Blutfetterhöhungen bzw. Gefäßerkrankungen in der Familie vorkommen.
Für die Untersuchung werden üblicherweise folgende Blutfettwerte herangezogen: Gesamtcholesterin, LDL-Cholesterin, HDL-Cholesterin und Triglyzeride. Diese Werte sagen für sich alleine nur wenig aus und sollten deshalb immer im Zusammenhang beurteilt werden. Bei besonderen Fragestellungen können weitere Tests durchgeführt werden.
Sind die Blutfettwerte allgemein erhöht, so spricht man in der Fachsprache von einer Hyperlipoproteinämie. Diese kann verschiedene Ursachen haben. In der Regel unterscheidet man zwischen der vererbten (primären) und der durch andere Krankheiten bzw. falsche Ernährung bedingten (sekundären) Form.
Da die Blutfettspiegel teilweise von der zuletzt aufgenommenen Nahrung abhängig sind, muss das Blut für diese Untersuchungen in nüchternem Zustand (d. h. ca. zwölf Stunden nach der letzten Nahrungsaufnahme) abgenommen werden. Wiederholt erhöhte Werte sind in jedem Fall ein ernst zu nehmender Befund. Sprechen Sie mit Ihrem Arzt über eine Diät, bevor Sie zu Medikamenten greifen.

Das Cholesterin

Die fettähnliche Substanz Cholesterin ist ein wichtiger Baustein der Zellwände. Es liefert das Grundgerüst für verschiedene Hormone wie Sexualhormone und Kortison und fördert als Teil der Gallensäure die Verdauung. Der größte Teil des Cholesterins wird in der Leber gebildet, einen Teil nimmt der Organismus im Darm aus der Nahrung auf. Es ist vor allem in tierischen Fetten wie Fleisch, Wurst, Butter, Eiern und Fisch enthalten.
Neben der Ernährung ist die Cholesterinkonzentration stark vom Alter und Geschlecht abhängig.

Cholesterinüberschuss

Zu erhöhten Cholesterinwerten (Hypercholesterinämie) kommt es, wenn im Körper zu viel produziert bzw. zu wenig verbraucht oder zu viel über die Nahrung aufgenommen wird.
Hohe Cholesterinspiegel sind häufig mit Diabetes, Übergewicht, Alkoholsucht, Nieren-, Leber-, und Gallenblasenerkrankungen verbunden. Der Quotient aus Gesamtcholesterin und HDL sollte bei Männern unter 4,6 und bei Frauen unter 4,0 liegen. Bei einem Gesamtcholesterinwert von 200 sollte also der HDL-Wert mindestens 51 mg/dl betragen. Liegt der HDL-Wert bei 51, ist der Quotient 200 : 51 oder etwa 3,9.

Je höher der Quotient aus Gesamtcholesterin und HDL-Cholesterin ist, desto größer ist das Risiko für Herz und Kreislauf.

Die Normalwerte für Blutfette

Blutfette	Männer	Frauen
Triglyzeride	bis 200 mg/dl	
Cholesterin, gesamt	bis 250 mg/dl	
LDL-Cholesterin	70–180 mg/dl	
HDL-Cholesterin	35–55 mg/dl	45–65 mg/dl

Lipoproteine und Cholesterin

Da Fette weder in Wasser noch in Blut löslich sind, werden die Lipidmoleküle im Plasma an Eiweißkörper – Proteine – gebunden, damit sie in die einzelnen Körperregionen transportiert werden können. Es gibt mehr als ein Dutzend Proteine, die sich mit Cholesterin verbinden. Die wichtigsten sind:

Cholesterin ist nicht nur schädlich; es erfüllt wichtige Funktionen im Stoffwechsel. Ein erhöhter Anteil von »gutem« HDL-Cholesterin senkt gar das Risiko, an Arteriosklerose zu erkranken.

- ▶ LDL (low density lipoproteins), das sind Lipoproteine geringer Dichte, die wenig Eiweiß, aber viel Fett enthalten. Sie transportieren zwei Drittel des gesamten Blutcholesterins.
- ▶ HDL (high density lipoproteins), also Lipoproteine hoher Dichte, die Eiweiß in hoher Konzentration enthalten.

Das HDL-Cholesterin gilt als »gutes« Cholesterin, das LDL-Cholesterin als »schlechtes«. In Studien hat sich gezeigt, dass Menschen mit hohem HDL-Anteil im Blut offenbar besser vor Arteriosklerose geschützt sind, während LDL diese begünstigt. Umgekehrt weisen kleine HDL-Mengen auf ein erhöhtes Risiko hin. HDL kann überschüssiges Cholesterin aus den Arterien und Geweben aufnehmen und zur Leber zurücktransportieren, wo es abgebaut und ausgeschieden wird.

Die Triglyzeride

Triglyzeride (Neutralfette) dienen den Zellen als Brennstoff zur Energiegewinnung. Sie werden mit der Nahrung aufgenommen (mit Fleisch, Wurst, Milch, Käse, Nüssen und Pflanzenölen) oder aus Alkohol und Kohlenhydraten im Körper gebildet. Bei hoher Zufuhr von Triglyzeriden, also bei fettreicher Ernährung, werden sie teilweise als Energiedepot im Fettgewebe und in der Leber abgelagert.

Die Werte für Triglyzeride sind sowohl von der inneren Regulation des Fettstoffwechsels als auch von äußeren Einflüssen abhängig: Eine Erhöhung findet sich nach fettreicher Nahrung, bei Übergewicht, Gefäßverkalkung, Diabetes, Schilddrüsenunterfunktion, Erkrankungen der Nieren und Bauchspeicheldrüse. Wie beim Cholesterin tragen auch erblich bedingte Fettstoffwechselstörungen und übermäßiger Alkoholgenuss zu einer Vermehrung der Triglyzeride bei. Es ist nicht eindeutig erwiesen, ob hohe Triglyzeridwerte ein Verkal-

Beachten Sie, dass übermäßiger Alkoholgenuss zu einer Erhöhung der Blutfettwerte beiträgt!

Blutfettwerte – Risiko für Herz und Kreislauf

Überschüssiges Cholesterin zirkuliert im Blut und kann sich schließlich an den Arterienwänden als Belag festsetzen. So kommt es schleichend zur Gefäßverkalkung (Arteriosklerose). Durch zusätzliche schädigende Einflüsse wie Rauchen können die Ablagerungen zunehmen und schließlich zu einer Verstopfung des Gefäßes führen. Dabei kann ein Herzinfarkt oder Schlaganfall auftreten. Die Folgen der Verkalkung zählen neben Krebs zu den häufigsten Todesursachen in der westlichen Welt.

Um das Risiko für eine Gefäßverkalkung abzuschätzen, wird nicht nur der Wert des Gesamtcholesterins betrachtet, sondern es werden auch die Werte von LDL und HDL, die Triglyzeride sowie das Verhältnis des Gesamtcholesterins zum HDL-Spiegel herangezogen. Um das genaue Risiko beurteilen zu können, müssen neben den Laborwerten noch andere Faktoren berücksichtigt werden wie Alter und Geschlecht, die Art der Ernährung, körperliche Bewegung, Rauchen und die erbliche Veranlagung.

Die optimale Cholesterinkonzentration liegt unter einem Wert von 200 mg/dl. Viele Ärzte vertreten die Ansicht, dass vor allem bei älteren Menschen auch etwas höhere Werte tolerierbar sind, allerdings nur, wenn sonst keine Risikofaktoren wie Bluthochdruck, Übergewicht oder Diabetes bestehen. LDL-Cholesterin-Spiegel oberhalb von 180 mg/dl und HDL-Cholesterin-Konzentrationen unterhalb von 35 mg/dl werden als ungünstig angesehen. Aber auch bei normalen Werten ist kein absoluter Schutz gegeben!

kungsrisiko darstellen. Diese Laborwerte sollten jedoch unbedingt in Zusammenhang mit den übrigen Blutfettwerten bzw. weiteren Untersuchungsergebnissen beurteilt werden.

↘ Erniedrigte Blutwerte für Cholesterin und Triglyzeride kommen selten vor. Mögliche Ursachen sind Überfunktion der Schilddrüse, Störungen der Nahrungsaufnahme aus dem Darm oder Auszehrung.

Blutfettwerte verbessern

In vielen Fällen können Sie alleine durch vernünftige Ernährung, Gewichtsabnahme und regelmäßige sportliche Betätigung (Ausdauersportarten wie Gehen, Joggen, Radfahren, Schwimmen) Ihre Blutfettwerte in den Griff bekommen.

Bei erhöhten Fettwerten sollten Sie sich aber in jedem Fall von einem Arzt gründlich untersuchen und beraten lassen. Denn es kann auch eine angeborene bzw. vererbte Fettstoffwechselstörung vorliegen, die mit Medikamenten behandelt werden muss.

Bevor Sie zu Medikamenten greifen, sollten Sie versuchen, die Blutfettspiegel durch Diät und unterstützende Maßnahmen zu senken.

Cholesterin senken

Wenn Ihre Werte nur mäßig erhöht sind, können Sie den Cholesterinspiegel relativ einfach senken, indem Sie cholesterinarm essen und einige zusätzliche Maßnahmen ergreifen, die eine Diät unterstützen.

▶ Überprüfen Sie Ihre Ernährungsgewohnheiten. Falls Sie Übergewicht haben, sollten Sie zumindest versuchen abzunehmen.

▶ Reduzieren Sie besonders den Fettanteil in Ihrer Nahrung auf maximal 30 Prozent der täglichen Gesamtenergiezufuhr.

Ein Gramm Fett liefert mehr als doppelt so viele Kalorien oder Joule wie die anderen Nährstoffe. Meiden Sie vor allem cholesterinhaltige Nahrungsmittel wie tierische Fette (fettes Fleisch, Wurst, Hirn, Leber, Niere, Eigelb, Butter und Vollmilchprodukte).

▶ Wenn Sie rauchen, sollten Sie den Nikotinkonsum möglichst einschränken. Rauchen senkt den schützenden HDL-Spiegel.

▶ Vermindern Sie Ihren Alkoholkonsum, denn übermäßiger Alkoholgenuss trägt erheblich zu einer Erhöhung von Cholesterin und Neutralfetten bei und behindert den Körper bei den Stoffwechselprozessen.

▶ Sorgen Sie für körperliche Bewegung. Eine Diät kann auch durch zusätzliche physiotherapeutische Maßnahmen wie Gymnastik unterstützt werden.

▶ Erhöhte Blutfettspiegel können auch durch Medikamente herabgesetzt werden, die so genannten Lipidsenker. Sie sollten allerdings nur vom Arzt verordnet werden, da es sich um hoch wirksame Arzneimittel mit zum Teil starken Nebenwirkungen handelt. In vielen Fällen, insbesondere bei nur leicht erhöhten Werten, reicht eine Diät bzw. Gewichtsreduktion aus.

Fettsäuren werden nach den Verbindungen zwischen ihren einzelnen Atomen, den so genannten Doppelbindungen, unterschieden: Besitzt eine Fettsäure keine solche Doppelbindung, ist sie gesättigt. Mit einer Doppelbindung nennt man sie einfach ungesättigt, mit mehreren bezeichnet man sie als mehrfach ungesättigt.

Welches Fett verwenden?

Beim Fett spielt die Zusammensetzung eine zentrale Rolle. Die tägliche Fettzufuhr sollte zu maximal einem Drittel aus gesättigten und je einem Drittel aus einfach und mehrfach ungesättigten Fettsäuren bestehen.

▶ Tierische Fette wie Rindertalg oder Milchfett (Butter) und feste Pflanzenfette wie Kokosfett, Brat- und Fritierfette haben einen hohen Gehalt an gesättigten Fettsäuren. Diese so genannten harten Fette erhöhen den Fettspiegel im Blut, wenn sie regelmäßig in größeren Mengen genossen werden.

- Ungesättigte Fettsäuren sind zu bevorzugen, da sie den Fettstoffwechsel regulieren. Sie sind reichlich in flüssigen pflanzlichen Fetten (Ölen) enthalten. Vor allem die einfach ungesättigte Ölsäure, aber auch mehrfach ungesättigte Fettsäuren (z. B. Linolsäure) spielen eine wichtige Rolle im Stoffwechsel.
- Flüssige Fette sind günstig. Verwenden Sie etwa je zur Hälfte Öle mit hohem Anteil an Ölsäure (z. B. Olivenöl, Rapsöl und spezielle Reformöle) und Öle mit hohem Anteil an mehrfach ungesättigten Fettsäuren wie etwa Keimöl, Sonnenblumen- oder Sojaöl.

Männer sind wesentlich häufiger von erhöhten Harnsäurespiegeln betroffen und erkranken deshalb auch häufiger an Gicht.

Purine und Harnsäure

Purine sind wichtige Bestandteile aller Zellen. Sie liefern die Bausteine für die Nukleinsäuren (DNS und RNS), also die Träger der Erbsubstanz im Zellkern. Purine werden im Körper zu Harnsäure abgebaut und dann ausgeschieden.

Der Harnsäurespiegel

Die Harnsäure im menschlichen Körper ist ein Endprodukt des Purinstoffwechsels. Sie besitzt selbst keine Funktion und wird über die Nieren wieder ausgeschieden. Die Harnsäure in unserem Blut entsteht zum Teil beim Abbau und bei der Umwandlung körpereigener Zellen, zum anderen Teil stammt sie aus Zellkernen unserer Nahrung. Der Harnsäurespiegel ist stark abhängig

Normalwerte für Harnsäure	
Männer	3–7 mg/dl
Frauen	2,5–6 mg/dl

Gicht

Man unterscheidet bei der Gicht zwischen einer primären (angeborenen) und einer sekundären (erworbenen) Form. Männer leiden wesentlich häufiger unter Gicht als Frauen.
Die Störung besteht darin, dass Harnsäure entweder vermehrt gebildet oder schlecht ausgeschieden wird. So entstehen hohe Harnsäurekonzentrationen im Blut, und es kommt zur Ablagerung von Salzen in Kristallform in der Haut und in den Gelenken. Dort verursachen sie Schwellungen, die man als Gichtknoten (Tophi) bezeichnet. Dieser Zustand bleibt oft über lange Zeit bestehen, ohne dass deutliche Beschwerden auftreten.
Vor allem nach überreichlichen Mahlzeiten oder übermäßigem Alkoholgenuss kann es dann zum akuten Gichtanfall kommen: Gelenkentzündung mit heftigen, anfallsartigen Schmerzen, Schwellung und Rötung. Am häufigsten ist das Grundgelenk der großen Zehe, seltener das Sprunggelenk betroffen. Wird eine Gicht längere Zeit nicht behandelt, werden auch die Nieren dauerhaft geschädigt. Infolge der Harnsäureablagerungen kann es zu entzündlichen Veränderungen der Nieren (Gichtniere) und Bildung von Nierensteinen, den so genannten Uratsteinen, kommen. Da Nierensteine den Abfluss von Urin behindern, drohen Harnwegsinfektionen.
Von Gicht sind häufig Menschen betroffen, die zusätzlich noch durch andere Risikofaktoren gesundheitlich belastet sind. Dazu gehören vor allem Übergewicht, Fettstoffwechselstörungen, Diabetes mellitus und Bluthochdruck.

von Alter, Geschlecht und Ernährung. Besonders harnsäurereich sind Fleisch und Innereien.
Liegen die Harnsäurewerte über dem Normbereich, spricht man von Hyperurikämie. Dazu kann es kommen bei purinreicher Ernährung, massivem Abbau körpereigener Zellen durch Hungerzustände, bei Tumorerkrankungen oder bei bestimmten Medikamenten und Alkohol. Aber auch bei Nierenfunktionsstörungen steigt die Harnsäure an.

Die Gicht gilt als typische Erkrankung der Wohlstandsgesellschaft.

Reicht eine Diät nicht aus oder besteht bereits eine Gicht, wird Ihnen der Arzt, je nach Ursache der Erkrankung, ein harnsäuresenkendes Medikament verschreiben. Es gibt Wirkstoffe, die entweder die Ausscheidung verstärken oder die Produktion von Harnsäure im Körper bremsen.

Mit steigendem Harnsäurespiegel erhöht sich das Risiko, an Gicht zu erkranken, da es dabei zu Ablagerungen von harnsäurehaltigen Kristallen in den Gelenken kommt. Aber auch die Bildung von Nierensteinen, die aus Harnsäure bestehen, wird begünstigt.

Harnsäure senken – Gicht vermeiden

Ein erhöhter Harnsäurespiegel und erst recht seine mögliche Folge, die Gicht, sollten von einem Arzt behandelt werden. Dennoch kann jeder Betroffene selbst durch zusätzliche Maßnahmen die Therapie unterstützen, vor allem aber entscheidend zur Vorbeugung beitragen.

▶ Halten Sie eine purinarme Diät ein. Fleisch sollte nur in Maßen genossen werden und mager sein. Vermeiden Sie grundsätzlich fette Speisen. Stellen Sie in jedem Fall Ihre Ernährung um.

▶ Reduzieren Sie Ihren Alkoholkonsum auf ein Minimum, denn Alkohol bewirkt einen Anstieg des Harnsäuregehalts im Blut und Urin.

▶ Normalisieren Sie Ihr Körpergewicht.

▶ Trinken Sie viel, um die Nieren gut durchzuspülen. Das hilft, eine zusätzliche Harnsteinbildung in den Nieren zu verhindern.

Purinreiche Lebensmittel

- Fleischextrakt (Brühwürfel, Instantbrühe)
- Innereien (Bries, Leber, Nieren, Herz, Lunge u. Ä.)
- Fleisch, Wurst
- Fisch
- Hülsenfrüchte (Linsen, Bohnen, Erbsen), Gerste

Leber und Gallenblase

Die vielen Aufgaben der Leber

Die Leber spielt eine zentrale Rolle im gesamten Stoffwechsel unseres Körpers. Sie dient als Speicher für Stärke und viele Vitamine, die sie bei Bedarf an den Blutkreislauf abgibt. Sie bildet die Gallenflüssigkeit und verarbeitet die verdauten Fette und Eiweißstoffe. Dabei werden viele notwendige Enzyme und Eiweißkörper aufgebaut, beispielsweise Gerinnungsfaktoren.

Eine Hauptaufgabe der Leber ist die Entgiftung des Körpers. Sie baut Schadstoffe oder chemische Rückstände, die wir mit der Nahrung zu uns nehmen, auch Alkohol, Drogen und Wirkstoffe von Medikamenten ab.

Neben den Nieren ist die Leber das wichtigste Organ für die Ausscheidung von Stoffen aus unserem Körper. Pro Tag produziert die Leber etwa 0,7 Liter Gallenflüssigkeit.

Die Gallenflüssigkeit

Die Gallenflüssigkeit wird von den Leberzellen gebildet und dient zur vollständigen Verdauung der Fette. Die Flüssigkeit sammelt sich in kleinen Kanälchen und fließt in die Gallenblase. Dort wird sie eingedickt und zunächst gespeichert.

Wenn Fett und Eiweiß in den Dünndarm kommen, wird dies über Botenstoffe an die Gallenblase signalisiert. Daraufhin fließt Gallenflüssigkeit über den Gallengang in den Darm, um die Verdauung zu unterstützen.

Die Leberwerte

Erkrankungen und Funktionsstörungen der Leber können an bestimmten Werten im Serum und Harn abgelesen werden. Enzyme, die vorwiegend in der Leber vorkommen, werden dann in größeren Mengen freigesetzt und sind im Serum vermehrt nachweisbar.

↗ Je intensiver die Leberzellschädigung ist und je mehr Leberzellen abgestorben sind, umso höher steigen die Werte an. Häufige Ursache für einen Anstieg ist chronischer Alkoholmissbrauch.

Hinweise für Gallenstauung

Bei einer Leberzirrhose kommt es zu einem Umbau des Gewebes mit Verminderung der funktionstüchtigen Leberzellen. Hauptursachen sind Alkoholmissbrauch und chronische Verlaufsformen einer Hepatitis.

Zu einer Gallenstauung kommt es entweder durch Veränderungen innerhalb der Leber (z. B. bei Hepatitis) oder bei einer Einengung der Gallengänge durch Gallensteine, Tumoren oder Entzündungen mit Anschwellen benachbarter Organe (Gallenblase, Bauchspeicheldrüse). Die höchsten Werte treten bei der akuten Hepatitis und schweren Vergiftungen auf. Hinweise für eine Gallenstauung ergeben sich insbesondere bei Erhöhung der Bilirubinwerte (siehe unten) oder der Enzyme Gamma-GT und AP im Serum.

Das Bilirubin

Der Gallenfarbstoff Bilirubin ist ein Abbauprodukt des Blutfarbstoffs Hämoglobin. Zunächst entsteht eine wasserunlösliche Form (indirektes Bilirubin), die in der Leber in eine wasserlösliche Form (direktes Bilirubin) umgewandelt und anschließend über die Gallenflüssigkeit ausgeschieden wird. Im Serum werden sowohl das direkte als auch das Gesamtbilirubin gemessen.
Bei Vermehrung des Bilirubins im Serum kommt es zur Gelbsucht (Ikterus). Der Farbstoff bewirkt dann eine Gelbfärbung der Haut, insbesondere auch der Lederhaut (Sklera) des Auges.

Normalwerte für Bilirubin im Serum	
Gesamtbilirubin	bis 1,2 mg/dl
Direktes Bilirubin	bis 0,25 mg/dl

↗ Zu einer Erhöhung der Bilirubinwerte kommt es bei Blutarmut durch vermehrten Zerfall der Blutkörperchen (Hämolyse), bei Schädigung der Leberzellen (Hepatitis, Leberzirrhose oder Tumorerkrankungen) oder Abflussstauung (Stauungsikterus) in den Gallenwegen (z. B. durch Gallensteine oder Tumor).

Eine Leberentzündung – Hepatitis – kann durch Alkohol, Medikamente oder Chemikalien ausgelöst werden. Häufig handelt es sich auch um eine Virusinfektion. Die Leberwerte steigen dabei meist extrem an. Jede Gelbsucht sollte unverzüglich behandelt werden.

Leber und Gallenblase schonen

Leber und Gallenblase haben eine wichtige Aufgabe bei der Verdauung. Die richtige Ernährung kann dazu beitragen, diese Organe gesund und funktionstüchtig zu erhalten.

Gallenschonkost

Um die Bildung von Gallensteinen zu verhindern, sollten Nahrungsmittel vermieden werden, die den Gallenfluss besonders anregen. Zusätzlich ist es wichtig, den Darm zu entlasten und für eine regelmäßige Verdauung zu sorgen.

- Verzichten Sie auf fetthaltige Speisen, insbesondere Lebensmittel mit besonders hohem Cholesteringehalt. Achten Sie darüber hinaus auf fettsparende Zubereitung: Meiden Sie besonders Paniertes, Frittiertes und Fettgebackenes.
- Verwenden Sie möglichst wenig scharfe Gewürze.
- Trinken Sie keine großen Mengen Bohnenkaffee, da er die Verdauungsorgane zusätzlich reizt.
- Essen Sie keine größeren Mengen an Hülsenfrüchten, Zwiebeln und Kohl, um Blähungen zu verhindern.
- Verteilen Sie die Nahrungsmenge eher auf mehrere kleine Mahlzeiten anstatt großer, sehr üppiger Mahlzeiten. Lassen Sie sich Zeit zum Essen, und kauen Sie jeden Bissen gründlich. Je besser Sie kauen, desto mehr Arbeit nehmen Sie dem Magen ab.

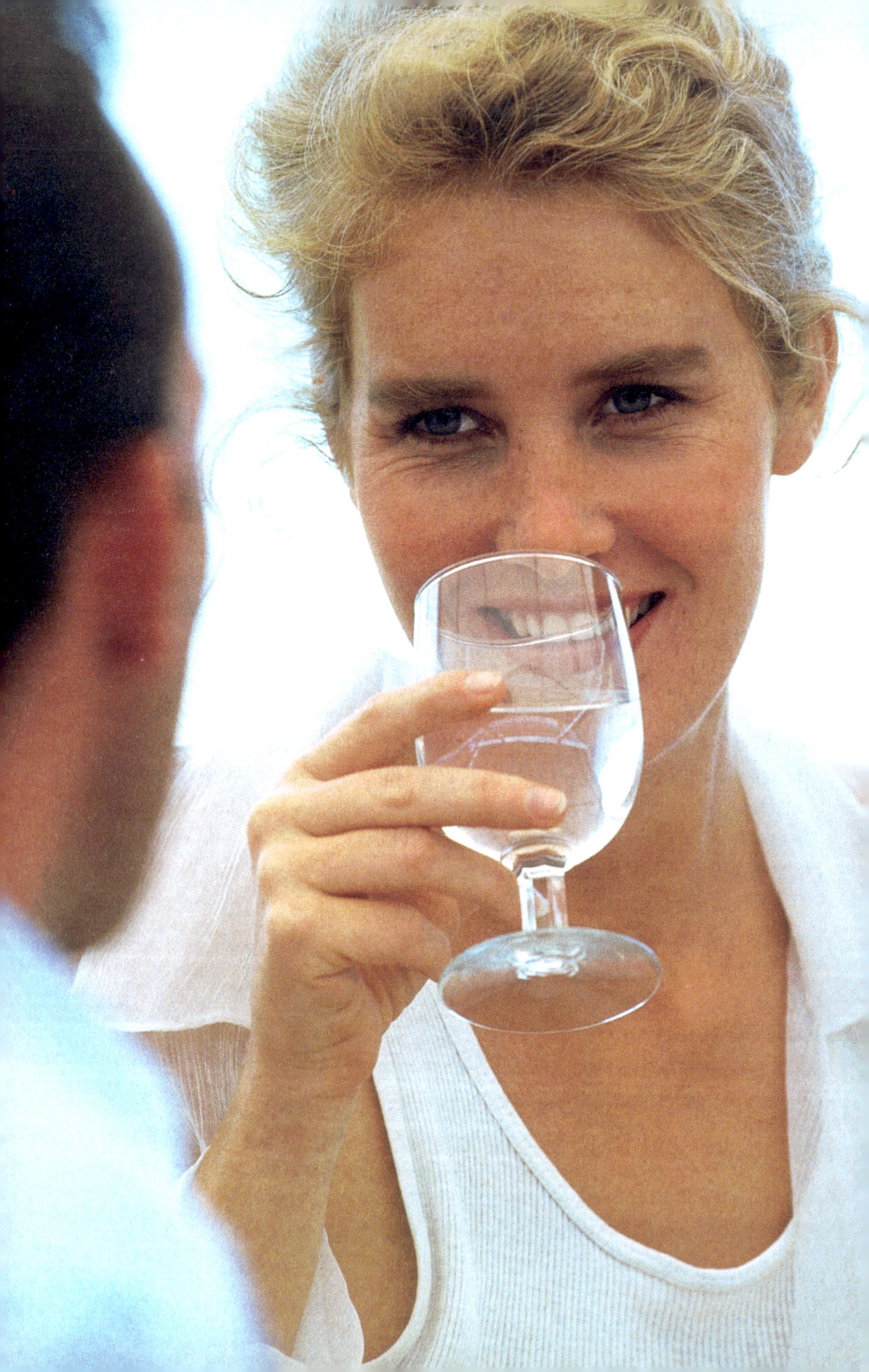

Wasserhaushalt und Mineralien

Der menschliche Körper besteht zu etwa der Hälfte aus Wasser. Der Wasserhaushalt wird überwiegend über die im Körper befindlichen Mineralstoffe und durch die Tätigkeit der Nieren geregelt. Deshalb sind beide Bereiche eng miteinander verbunden. In diesem Kapitel finden Sie Informationen zum Mineralstoffhaushalt sowie Hinweise auf Störungen der Nieren und ableitenden Harnwege.

Mineralstoffe und Spurenelemente

Mineralstoffe und Spurenelemente sind von größter Bedeutung für unsere Körperfunktionen. Zu den Mineralstoffen zählen die Elemente Natrium (Na), Chlor (als Chlorid, Cl), Kalzium (Ca), Magnesium (Mg) und Phosphor (als Phosphat, P). Da sie in gelöster Form als elektrisch geladene Teilchen vorkommen, nennt man sie auch Elektrolyte. Im Körper und in unserer Nahrung sind sie in einer Größenordnung von mehreren Gramm vorhanden.

Von den genannten Mineralstoffen unterscheidet man die Spurenelemente, die in viel geringeren Mengen in unserem Körper und in der Nahrung enthalten sind. Auch sie erfüllen wichtige Aufgaben im Stoffwechsel.

Die Konzentration der Elektrolyte im Serum wird üblicherweise in Millimol (mmol, d. h. ein tausendstel mol) pro Liter angegeben. Mol ist die chemische Maßeinheit für die Stoffmenge. Sie hängt von Art und Molekülmasse eines Elements ab.

Der Mineralstoffhaushalt hängt eng mit dem Wasserhaushalt zusammen. Vor allem das Kochsalz im Körper hat einen großen Einfluss auf die Verteilung der Flüssigkeit innerhalb und außerhalb der Zellen.

Der Wasserhaushalt unseres Körpers

Der menschliche Körper setzt pro Tag ca. zwei bis zweieinhalb Liter Wasser um. Der größte Teil der Flüssigkeit wird durch Trinken, etwa ein Drittel auch über die feste Nahrung zugeführt.

Mineralstoffe werden über die Nahrung aufgenommen und über die Nieren, den Darm und die Haut wieder ausgeschieden. Ihre Konzentration wird zum Teil durch Hormone gesteuert.

Die Wasserausscheidung erfolgt hauptsächlich über die Nieren, zum Teil auch über die Lunge (Wasserdampf beim Atmen), die Haut (Schwitzen) und den Darm (Stuhl). Beim Schwitzen verliert der Körper nicht nur Wasser, sondern auch Mineralstoffe (Elektrolyte).

Die Aufgaben der Mineralstoffe

Die Mineralien sind als Baustoffe für das Wachstum, die Härtung von Knochen und Zähnen sowie die Kräftigung von Muskeln, Blut- und Nervenzellen wichtig. Sie regulieren die physikalischen und chemischen Vorgänge unserer Körperflüssigkeiten und sorgen für ein Gleichgewicht im Säure-Basen-Haushalt und zwischen der Flüssigkeit innerhalb und außerhalb (d. h. im Gewebe) der Blutgefäße.

Sowohl zu niedrige als auch zu hohe Mineralienwerte im Serum können schwer wiegende Folgen haben. Bei vielen Krankheitsbildern muss deshalb der Mineralspiegel unbedingt überprüft werden.

Natrium

Natrium ist von großer Bedeutung bei der Regulation des Wasserhaushalts in unserem Körper. Durch seine Wasser bindende Wirkung sorgt es für die richtige Verteilung der Flüssigkeiten innerhalb und außerhalb der Zellen. Das Natrium in unserem Körper wird zum großen Teil aus Kochsalz (Natriumchlorid, chemisch $NaCl$) aufgenommen.

Der Natriumhaushalt wird durch verschiedene Hormonsysteme reguliert. Eines dieser Systeme richtet sich nach dem Blutdruck: Bei niedrigem Blutdruck bewirken diese Hormone, dass Natrium wieder verstärkt in den Blutkreislauf aufgenommen wird. Mit zunehmender Natriumkonzentration steigt auch der Blutdruck wieder an. Deshalb sollte man sich bei Bluthochdruck kochsalzarm ernähren.

Durch andere Hormone wird bei einer zu hohen NaCl-Konzentration Durstgefühl ausgelöst. Durch Trinken wird Kochsalz wieder verdünnt. Durch diesen Schutzmechanismus des Körpers kann überschüssiges Salz wieder ausgeschieden werden.

Die Natriumkonzentration im Serum muss immer in Zusammenhang mit dem Flüssigkeitshaushalt und weiteren Untersuchungsbefunden beurteilt werden.

↗ Zu einer erhöhten Natriumkonzentration kommt es bei Fieber, Nierenerkrankungen und während der Schwangerschaft. Eine Vermehrung von Natrium und Wasser im Körper führt zu Flüssigkeitsansammlungen im Gewebe (Ödeme).

↘ Verminderte Natriumwerte finden sich nach Erbrechen, starkem Schwitzen, Unterernährung, Herz- und Lebererkrankungen. Auch Medikamente zur Entwässerung (Diuretika) können Natriummangel bewirken.

Die Mineralstoffe haben sehr vielfältige Funktionen in unserem Körper. Ein Überschuss oder Mangel kann schwer wiegende Folgen haben.

Mineralstoffe im Serum

Kalium	3,5–5,5 mmol/l
Natrium	135–150 mmol/l
Kalzium	2,15–2,75 mmol/l
Chlorid	98–110 mmol/l
Magnesium	0,66–1,0 mmol/l
Phosphat	0,8–1,5 mmol/l

Chlorid

Die Natriumkonzentration im Blutserum muss mit dem Flüssigkeitshaushalt und weiteren Untersuchungsbefunden gemeinsam gesehen werden.

Chlorid wird zur Salzsäurebildung im Magen benötigt. Seine Aufnahme und Ausscheidung erfolgen zusammen mit Natrium. Die Chloridkonzentration im Serum kann nur gemeinsam mit anderen Werten beurteilt werden.

Kalium

Kalium sorgt zusammen mit Natrium für einen Ausgleich des Wasserbestandes in den Körperzellen. Kalium ist von großer Bedeutung für die Erregbarkeit von Muskeln und Nervenzellen, besonders auch des Herzmuskels. Starke Abweichungen des Kaliumspiegels können daher lebensbedrohlich sein.

Die wichtigsten Mineralstoffe

Element	Hauptsächlich von Bedeutung für	Empfohlener Tagesbedarf	Nahrungsquellen
Natrium (Na)	Wasserhaushalt	ca. 5 g	Gesalzene Lebensmittel
Kalium (K)	Flüssigkeitsbestand in den Zellen, elektrische Erregbarkeit	3–4 g	Nüsse, Bananen Rindfleisch
Kalzium (Ca)	Knochenbau, Erregbarkeit von Nerven und Muskeln, Gerinnung	0,5–1,4 g	Milch(produkte), Obst, Getreide
Magnesium (Mg)	Enzyme, Immunsystem, Muskeltätigkeit	300–350 mg	Hülsenfrüchte, Getreide, Nüsse
Chlor (Cl)	Wasserhaushalt, Magensäurebildung	3–4 g	Gesalzene Nahrungsmittel
Phosphor (P)	Knochenbau, Energiestoffwechsel	800–900 mg	Milch, Fleisch, Getreide, Fisch, Eier

↗ Zu einem Kaliumüberschuss kommt es vor allem bei Nierenfunktionsstörungen oder Einnahme bestimmter Medikamente.

↘ Ein Kaliummangel führt zu Müdigkeit, Kreislaufbeschwerden, Muskelschwäche bis hin zu Lähmungserscheinungen und Wadenkrämpfen sowie Verstopfung. Ursachen für einen Verlust sind schwerer Durchfall oder Erbrechen, Unterernährung, Schilddrüsenunterfunktion oder Medikamente wie Abführmittel oder wassertreibende Mittel in hoher Dosierung.

Kalium beeinflusst auch die Tätigkeit der Darmmuskulatur. Regelmäßiger Gebrauch von Abführmitteln führt zu einem Kaliummangel mit Darmträgheit. Durch weitere Anwendung von Abführmitteln kann ein Teufelskreis entstehen.

Magnesium

Magnesium ist neben Kalium der wichtigste Mineralstoff für die Körperzellen, in denen es zahlreiche Enzyme aktiviert. Es spielt eine bedeutende Rolle beim Stoffwechsel der Knochen und der Muskulatur.

↘ Zu einem Magnesiummangel kann es bei einseitiger Ernährung, übermäßigem Alkoholkonsum oder Störungen der Aufnahme im Darm kommen. Bei stärkerer körperlicher Belastung braucht der Organismus mehr Magnesium als sonst. Die Folgen eines Mangels sind erhöhte Erregbarkeit der Muskeln, nervöse Störungen mit Schwindel, Missempfindungen, Benommenheit und Übelkeit. Die Erscheinungen sind ähnlich wie beim Kalziummangel. Abweichungen des Magnesium- und des Kalziumspiegels treten häufig gemeinsam auf.

↗ Ein erhöhter Magnesiumspiegel findet sich selten: Ursache dafür ist meistens eine schwere Niereninsuffizienz (Nierenfunktionsschwäche).

Phosphor

Zusammen mit Kalzium ist Phosphor oder vielmehr Phosphat, das Salz der Phosphorsäure, Hauptbestandteil des Knochens. Es ist aber auch in fast jeder Körperzelle vorhanden, da es an viele Stoffwechselprodukte chemisch gebunden ist. Etwa 85 Prozent des Phosphatbestands im Körper befinden sich im Skelett und in den Zähnen. Die Konzentration im Blut wird durch Hormone gesteuert.

Kalzium, Magnesium und Phosphor sind entscheidend am Aufbau des Knochens beteiligt. Für die Knochenbildung ist es wichtig, dass alle drei Mineralien in einem ausgewogenen Verhältnis aufgenommen werden.

↘ Bei Phosphatmangel kann es zu einer schleichenden Knochenentkalkung kommen, da das Kalzium ohne Phosphat nicht eingebaut werden kann. Bei einem sehr niedrigen Phosphatspiegel treten Schwindelzustände oder Muskelschwäche auf.

↗ Durch Hormonstörungen oder Gewebezerfall bei Krebstherapie kann der Phosphatspiegel ansteigen. Bei länger andauernder Erhöhung können im Gewebe Kalziumphosphate auskristallisieren, die zu Nierensteinbildung und Nierenfunktionsstörungen führen.

Kalzium

Bis zu 99 Prozent des Kalziums in unserem Körper sind Baubestandteil des Knochens. Eine geringe Menge Kalzium ist ständig im Blut vorhanden. Der Kalziumhaushalt wird gemeinsam mit dem Phosphathaushalt durch einen komplizierten Mechanismus gesteuert, bei dem ein Hormon aus den Nebenschilddrüsen, das Parathormon, und Vitamin D beteiligt sind. Sinkt der Kalziumspiegel im Blut ab, wird dem Knochen zugunsten des Blutes Kalk entzogen. Auf diese Weise wird auch der Spiegel im Blut auf einem konstanten Pegel gehalten. Länger dauernde verminderte Kalziumzufuhr kann daher Knochenabbau bewirken. Ein anderes Hormon, das Kalzitonin, kann dagegen einen hohen Kalziumspiegel im Blut senken, indem es dafür sorgt, dass Kalzium aus dem Blut wieder vermehrt in die Knochen eingebaut wird. Dieses System des Knochenauf- oder -abbaus wird insbesondere von den Östrogenen kontrolliert.

Kalzium beeinflusst nicht nur den Aufbau von Knochen und Zähnen. Eine weitere wichtige Aufgabe ist die Regulierung der Gefäßdurchlässigkeit, des Säure-Basen-Haushalts, der Blutgerinnung und der elektrischen Signalübertragung zwischen Nerven und Muskelzellen.
Die Aufnahme von Kalzium im Darm (Resorption) wird durch Vitamin D entscheidend beeinflusst.

Frauen während und nach den Wechseljahren haben einen erhöhten Bedarf an Kalzium. Ein Kalziummangel steigert das Risiko für Osteoporose.

➘ Ursachen für eine verminderte Kalziumkonzentration im Blut sind Störungen der Resorption (z. B. bei Unterfunktion der Nebenschilddrüse, Vitamin-D-Mangel, chronischen Entzündungen des Darms), vermehrter Verbrauch im Körper oder Nierenerkrankungen mit erhöhter Ausscheidung. Auch einige Medikamente führen zu Kalziumverlust, besonders übermäßiger Gebrauch von Abführmitteln.
Während der Schwangerschaft und Stillzeit und bei starkem Wachstum ist der Bedarf zusätzlich erhöht. Da Kal-

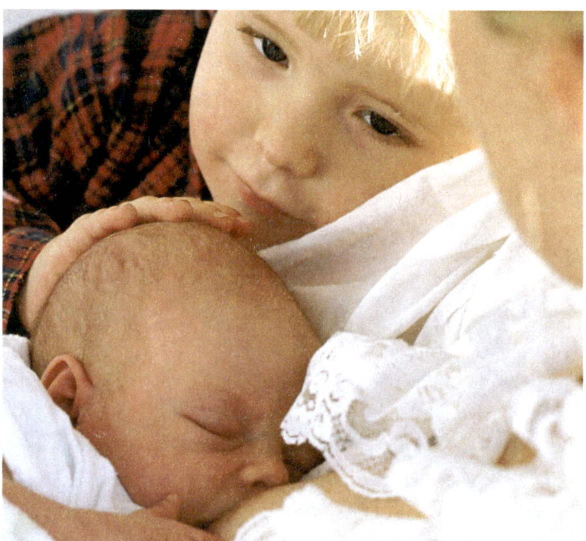

Wer stillt, tut seinem Kind etwas Gutes, braucht aber mehr Kalzium als sonst.

Die wichtigsten Spurenelemente

Element	Von Bedeutung für	Tagesbedarf	Nahrungsquelle
Eisen (Fe)	Sauerstofftransport (Hämoglobin)	12–20 mg	Fleisch, Leber, Vollkorn, Hülsenfrüchte, Nüsse, Soja
Zink (Zn)	Wachstum, Wundheilung	ca. 15 mg	Rindfleisch, Leber, Getreide, Hülsenfrüchte
Kupfer (Cu)	Wachstum, Abwehr, Blutbildung	2–4 mg	Hülsenfrüchte, Leber, Getreide, Nüsse
Mangan (Mn)	Knochenbildung, Sexualhormone, Zuckerstoffwechsel	ca. 0,5 mg	Nüsse, Blattgemüse (Spinat), Getreide, Hülsenfrüchte
Fluor (F)	Knochenbildung, Kariesverhütung	1,5–3 mg	Fleisch, Fisch, Vollkornprodukte, Obst, Gemüse
Jod (J)	Schilddrüsenhormone	0,1–0,2 mg	Seefisch, Eier, Milch, Innereien
Kobalt (Co)	Vitamin B12 (Blutbildung)	unter 0,005 mg	Fleisch, Leber, Milch, Hülsenfrüchte, Nüsse
Chrom (Cr)	Zuckerstoffwechsel	ca. 0,05 mg	Fleisch, Vollkornprodukte, Bierhefe, Hülsenfrüchte
Selen (Se)	Erythrozyten	0,05–0,2 mg	Fleisch, Fisch, Getreide, Milch
Molybdän (Mo)	Verschiedene Stoffwechselenzyme	ca. 0,4 mg	Hülsenfrüchte, Innereien, Blattgemüse

zium so viele Funktionen im Körper hat, können die Störungen bei Mangel vielfältig sein: Gähnkrämpfe, Muskelzucken, Durchblutungsstörungen, Blutgerinnungsstörungen, Allergien, Haarausfall und Knochenschwund (Osteoporose). Fällt der Kalziumspiegel in kurzer Zeit stark ab, kommt es zur so genannten Tetanie mit Muskelkrämpfen und Angstzuständen.

↗ Ursache für einen Kalziumüberschuss sind Überdosierung von Vitamin D, Überfunktion der Nebenschilddrüse und Krankheiten mit vermehrtem Knochenabbau (z. B. bei Krebs). Die Symptome sind Appetitlosigkeit, Übelkeit, Erbrechen, Gewichtsverlust, Müdigkeit, Muskelschwäche, niedriger Blutdruck sowie Kalkablagerungen in den Nieren (Nierensteine) und Blutgefäßen.

Bei einer ausgewogenen Ernährung werden Mineralstoffe und Spurenelemente in ausreichenden Mengen zugeführt, so dass kein Mangel zu befürchten ist.

Elemente in winzigen Mengen

Die Spurenelemente haben einen Anteil von weniger als 0,01 Prozent der Körpermasse. Sie sind vor allem an der Bildung von Enzymen beteiligt und erfüllen damit wichtige Aufgaben bei Körperwachstum, -reifung und Fortpflanzung.

Die wichtigsten Spurenelemente sind Chrom, Eisen, Fluor, Jod, Kobalt, Kupfer, Mangan, Molybdän, Selen und Zink. Diese Substanzen müssen über die Nahrung zugeführt werden. Ein Großteil wird jedoch rasch wieder ausgeschieden und muss daher ständig ersetzt werden. Bei ausgewogener Zusammensetzung der Nahrung sind darin jedoch Spurenelemente in ausreichender Menge enthalten, so dass kein Mangel zu befürchten ist. Eine Ausnahme bilden Krankheiten, bei denen es zu einer verminderten Aufnahme oder zu vermehrtem Verlust (Magen-Darm-Erkrankungen, chronischer Alkoholismus) von Spurenelementen kommt.

Der Mineralstoffbedarf des Körpers

Über die Bedeutung von Mineralstoffen und Spurenelementen für unsere Gesundheit wird viel diskutiert. Dabei stellt sich immer wieder die Frage, ob eine zusätzliche Aufnahme von Mineralstoffpräparaten notwendig bzw. sinnvoll ist.

Rezept für selbst hergestellte Mineralstofflösung: 3,5 Gramm (ca. 3/4 Teelöffel) Natriumchlorid, 1,5 Gramm (ca. 1/4 Teelöffel) Kaliumchlorid, 2,5 Gramm (ca. 1/2 Teelöffel) Natriumbikarbonat und 20 Gramm (ca. 4 Teelöffel Traubenzucker) in 1 Liter Wasser auflösen (alles in der Apotheke erhältlich).

Ursachen für einen Mineralstoffmangel

Für Gesunde gilt: Bei einer ausgewogenen Zusammensetzung unserer Mahlzeiten brauchen wir keinen Mangel an Mineralstoffen oder Spurenelementen zu befürchten. Wichtig ist es jedoch, eine einseitige Ernährung zu vermeiden.

In Ausnahmefällen oder bei bestimmten Erkrankungen kann es zu einem vorübergehenden oder länger dauernden übermäßigen Verlust von Elektrolyten kommen:

- Bei Nierenfunktionsstörungen
- Durch starkes Schwitzen bei hohem Fieber oder durch außergewöhnliche körperliche Anstrengung (Leistungssport)
- Nach massivem Verlust von Körperflüssigkeiten durch Erbrechen, Durchfall oder bei Verbrennungen

Handelt es sich nur um einen vorübergehenden Zustand, können Sie einen Mangel an Mineralstoffen auch selbst wieder ausgleichen. Mit Mineralwasser kann bereits ein Großteil wieder ersetzt werden. Man kann sich auch selbst Lösungen zusammenstellen oder fertige Präparate in der Apotheke kaufen.

Anders sieht es bei Menschen aus, die an bestimmten Erkrankungen des Herz-Kreislauf-Systems und der Nieren oder an Stoffwechselstörungen leiden. Dabei kann es sowohl zu einem Mangel als auch zu einem Überschuss an Mineralstoffen kommen.

Flüssigkeit und Mineralstoffe ersetzen

Nach starkem Schwitzen oder bei Durchfall wird viel Flüssigkeit ausgeschieden. Dabei verliert der Körper nicht nur eine Menge Wasser, sondern auch lebenswichtige Spurenelemente und Mineralien (Elektrolyte). Wichtigste Maßnahme ist deshalb die reichliche Zufuhr von Flüssigkeit und Salzen. Dafür gibt es von der Weltgesundheitsorganisation (WHO) empfohlene Lösungen zum Trinken, die alle wichtigen Stoffe in optimaler Zusammensetzung enthalten. Solche Lösungen kann man als fertige Präparate in der Apotheke kaufen. Sie können sich eine ähnliche Lösung aber auch selbst zusammenstellen (siehe Randspalte Seite 80).
Zusätzlich kann der Flüssigkeitsverlust durch andere Getränke wie z. B. Colagetränke (nicht zu schnell trinken!), Tee und Fruchtsäfte, jeweils mit etwas Kochsalz (ca. eine Messerspitze pro Glas oder Tasse Flüssigkeit), ausgeglichen werden.
Wenn nach drei Tagen Durchfall noch keine Besserung eingetreten ist oder der Durchfall wiederholt auftritt, sollte ein Arzt aufgesucht werden. Dies gilt insbesondere dann, wenn der Betroffene stark ausgetrocknet ist.

Als Durstlöscher beim Sport eignen sich am besten Mischungen aus Mineralwasser und Fruchtsaft, z. B. Apfelschorle. Teure Sportlerdrinks sind für den Durchschnittssportler nicht unbedingt erforderlich.

Mineralstoffreiche Nahrungsmittel

- Viel Natrium und Chlorid (Kochsalz) enthalten: Käse, Geräuchertes (Fleisch oder Fisch), Wurst, Brot
- Viel Kalium enthalten: Seelachs, Huhn, Lamm, Rindfleisch, Nüsse, Rosinen, Bananen, Salat, Spinat, Kartoffeln
- Viel Magnesium enthalten: Weizenkeime, Nüsse, Bohnen, Bananen, Sonnenblumenkerne
- Viel Kalzium enthalten: Milch und Milchprodukte, Blattgemüse, Früchte, Nüsse, Vollkornbrot und andere Vollkornprodukte

Zu viel Mineralstoffe?

Die Gefahr eines Überschusses an Elektrolyten besteht vor allem bei eingeschränkter Nierenfunktion. In diesen Fällen sollte jedoch immer ein Arzt behandeln.
Einer der häufigsten Ernährungsfehler: Es wird zu viel Kochsalz und im Verhältnis dazu zu wenig Kalium aufgenommen. Dies ist vor allem bei Patienten mit Bluthochdruck bedenklich.
Vom medizinischen Standpunkt aus sind etwa fünf Gramm Kochsalz pro Tag ausreichend. Der tägliche Pro-Kopf-Verbrauch liegt bei uns aber über 15 Gramm.

Der Urinstreifentest liefert zwar keine exakten Messwerte, er ist aber zum schnellen und einfachen Nachweis krankhafter Veränderungen sehr gut geeignet.

Untersuchung des Urins

Pro Tag scheidet der Körper etwa eineinhalb bis zwei Liter Harn aus. Seine Farbe ist normalerweise goldgelb, kann aber auch ganz hell sein, wenn die Konzentration des Harnfarbstoffs stark verdünnt ist, weil man z. B. viel getrunken hat. Nach Durstperioden wird er entsprechend dunkler. Für eine Harnanalyse wird am besten der Morgenurin verwendet.

Urinteststreifen

Abnorme Werte für Eiweiß, Zucker, Nitrit, rote und weiße Blutkörperchen können mit einem Teststreifen ermittelt werden. Der Teststreifen ist mit verschiedenen Reagenzien (chemischen Wirkstoffen) bestrichen und wird in die Urinprobe eingetaucht. Je nach Konzentration der Stoffe im Urin wird eine bestimmte Farbreaktion ausgelöst. Urinteststreifen sind für den Eigengebrauch in jeder Apotheke erhältlich. Lassen Sie sich darüber von Ihrem Arzt informieren.

Urinstatus

Zur gründlicheren Harnanalyse kann eine Harnuntersuchung im Labor veranlasst werden (Urinstatus). Die Untersuchung des Urinsediments mit dem Mikroskop dient dem Nachweis von Zellen und festen Bestandteilen im Harn.

Zellen im Harn

Blut im Urin (Hämaturie) kann durch Entzündungen, Tumorerkrankungen oder mechanische Verletzungen der Nieren und Harnwege (z. B. durch Steine) verursacht sein und sollte in jedem Fall weiter abgeklärt werden. Geringe Mengen von Erythrozyten sind nur unter dem Mikroskop nachweisbar und bewirken noch keine sichtbare Rotfärbung des Urins.

Im Urinsediment finden sich oft Hinweise für Harnsteine, beispielsweise winzige Kristalle.

Zu viele weiße Blutkörperchen (Leukozyturie) weisen auf eine Entzündung der Nieren oder der ableitenden Harnwege (Harnleiter, Blase, Harnröhre) hin.

Zylinder sind geformte Bestandteile von Gewebe bzw. Zellen, die in den Harnkanälchen entstehen. Findet man sie im Urin wieder, so ist dies ein Hinweis auf eine Erkrankung der Nieren.

Die Normalwerte im Urin

pH-Wert	4,5–8
Eiweiß	0–10 mg/dl
Bilirubin	10–20 mg/dl
Zucker (Glukose)	bis 15 mg/dl
Erythrozyten	bis 5/µl
Leukozyten	bis 10/µl
Nitrit	negativ

Eiweiß im Harn

Ein größerer Eiweißverlust beeinflusst auch den Wasserhaushalt. Es kann zur Bildung von Ödemen, also Wassereinlagerungen im Gewebe, kommen.

Eiweißmoleküle sind für die Filter in den Nieren normalerweise zu groß, so dass sie kaum in den Harn gelangen. Wenn der Harn jedoch viele Eiweißmoleküle enthält (Proteinurie), kann das auf entzündliche Veränderungen oder Schädigungen der Nieren hinweisen, durch die der Filter durchlässiger wurde. Dies ist z. B. bei Diabetes der Fall.

Ein vorübergehend erhöhter Eiweißgehalt kann auch in Zusammenhang mit Fieber oder starker körperlicher Anstrengung auftreten, weil dann der Eiweißumsatz im Körper erhöht ist.

Bei einer Nierenerkrankung zeigt die Eiweißausscheidung, wie stark die Schädigung ist. Mit dem Teststreifen kann festgestellt werden, ob überhaupt Eiweiß im Harn vorhanden ist. Wenn ja, muss der Harn über 24 Stunden gesammelt werden, damit die genaue Eiweißmenge bestimmt werden kann. Zur weiteren Abklärung sind dann genauere Laboruntersuchungen über die Art bzw. Größe der ausgeschiedenen Eiweißkörper erforderlich.

Zucker im Harn

Wenn der Blutzuckerspiegel über 180 mg/dl ansteigt, wird Glukose im Harn nachweisbar (Glukosurie). Das ist ein klarer Hinweis auf Diabetes mellitus, der sich mit dem Harnstreifentest feststellen lässt.

Nur mäßig erhöhte Zuckerwerte werden mit diesem Test allerdings nicht erfasst. Bei einem positiven Testergebnis muss der Arzt unverzüglich weitere Untersuchungen zur Abklärung des Diabetes veranlassen.

Grundsätzlich darf bei einem gesunden Menschen kein Zucker im Harn nachweisbar sein.

Nitrit im Harn

Im Urin kommen normalerweise Nitrate vor. Diese können durch Bakterien zu Nitrit abgebaut werden. Der positive Nachweis von Nitrit im Harn zeigt daher eine Infektion der ableitenden Harnwege mit Bakterien an. Für diese Untersuchung genügt der Streifentest.

Auch scheinbar harmlose Harnwegsinfektionen können »aufsteigen«, d. h. sich über Blase und Harnleiter auf die Nieren ausbreiten. Deshalb sollte man Harnwegsinfektionen rechtzeitig behandeln.

Bilirubin im Harn

Bilirubin ist der rötlich braune Gallenfarbstoff, der beim Abbau der roten Blutkörperchen aus Hämoglobin entsteht. Das Bilirubin gelangt aus der Leber über die Gallenflüssigkeit in den Darmtrakt, über den es ausgeschieden wird. Wenn der Leber-Galle-Darm-Kreislauf gestört ist, sammelt sich das Bilirubin im Blut an. Wird ein bestimmter Wert überschritten, entsteht Gelbsucht mit Gelbfärbung der Haut, insbesondere der Bindehaut am Auge. Bilirubin kann dann auch im Harn nachgewiesen werden und Frühsymptom eines Leberschadens

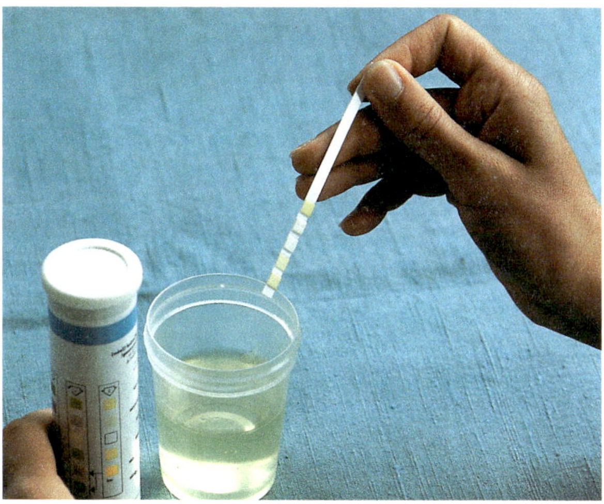

Eine der einfachsten Untersuchungsmethoden: der Teststreifen im Urin. Auf diese Weise lassen sich z. B. Zucker im Harn oder eine Übersäuerung des Organismus feststellen.

Mittelstrahlurin

Bei Verdacht auf eine Infektion der Nieren oder der ableitenden Harnwege kann man die Erreger – in der Regel sind es Bakterien – durch Anlegen einer Urinkultur nachweisen. Dazu muss der Urin allerdings so gewonnen werden, dass er nach dem Austreten aus der Harnröhre möglichst nicht mit anderen Keimen in Berührung kommt, die den Test verfälschen könnten. Man benutzt dazu den so genannten Mittelstrahlurin: Nach Reinigung der Harnröhrenmündung mit Wasser wird das erste Drittel des aus der Blase ausströmenden Urins nicht verwendet, auch nicht das letzte Drittel. Nur das mittlere Drittel (Mittelstrahl) wird in einem Becher aufgefangen und weiter untersucht. Im Labor wird mit der Urinprobe eine Kultur angelegt, die nach einigen Tagen abgelesen werden kann. Insbesondere ein wiederholter Nachweis größerer Keimzahlen ist ein Hinweis auf einen Harnwegsinfekt.

sein. Erhöhte Bilirubinkonzentrationen können jedoch auch anzeigen, dass die Gallenwege durch Steine oder einen Tumor verschlossen sind und dadurch die Gallenflüssigkeit nicht abfließen kann. Auch bei verstärktem Zerfall der Blutkörperchen wird der Harn durch Bilirubin verfärbt.

In diesem Kapitel sind nur die wichtigsten Werte zur Untersuchung der Nierenleistung erklärt. Andere Werte geben zwar auch Hinweise, sind aber eher für andere Körperfunktionen von Bedeutung.

Nierenfunktionsbestimmung

Eine der Hauptaufgaben der Nieren ist die Regulierung der Salz- und Wasserausscheidung in unserem Körper.

Die Nieren – Filterstation des Blutes

Bei dieser Arbeit halten die Nieren auch den pH-Wert des Blutes in einem konstanten Bereich. Eine weitere wichtige Funktion ist die Ausscheidung von Endprodukten des Stoffwechsels (z. B. Harnsäure, Harnstoff),

Nierenfunktionswerte

- Urinfarbe und -konzentration (spezifisches Gewicht)
- Gesamteiweiß, Albumin (Serum, Harn)
- Harnstoff (Serum, Harn)
- Kreatinin (Serum, Harn) und Kreatinin-Clearance
- Kalium, Kalzium, Phosphat (Serum)

die der Körper nicht mehr benötigt. Gleichzeitig ist sie aber fähig, wertvolle Bestandteile des Blutes (z. B. Aminosäuren, Mineralstoffe) vor der Ausscheidung zu bewahren. Darüber hinaus sind die Nieren als Produktionsort einiger Hormone von Bedeutung.

Pro Tag werden etwa 180 Liter Wasser in den Nieren filtriert.

Jede Niere enthält etwa eine Million winziger Einheiten, die Nephra. Sie bestehen aus Nierenkörperchen (Glomeruli) und Nierenkanälchen (Tubuli). Wenn das Blut in die Nieren einströmt, wird es in den Glomeruli gefiltert. Dabei werden Blutzellen, Blutplättchen und Eiweiß zurückgehalten und nur ein Teil des Plasmas kann hindurchfließen. In der nächsten Station, den Tubuli, werden einige Bestandteile wieder ins Blut zurücktransportiert. Der Rest wird dann als Urin ausgeschieden. Das gereinigte Blut fließt durch die Nierenvene in den Körper zurück.

Das Kreatinin

Kreatinin ist ein Endprodukt des Muskelstoffwechsels. Im Muskel befindet sich als Energiespeicher Kreatinphosphat. Zieht sich der Muskel zusammen, wird die chemische in mechanische Energie umgesetzt, aus Kreatinphosphat entsteht Kreatinin.

Die Menge des gebildeten Kreatinins ist abhängig von der im Körper vorhandenen Muskelmasse. Da Kreatinin

Die Normalwerte für Kreatinin

Kreatinin (Serum)	0,8–1,5 mg/dl
Kreatinin-Clearance	75–110 ml/Minute

Können die Nieren ihre Aufgabe nicht mehr erfüllen, ist der Mensch auf eine künstliche Niere oder Dialyse angewiesen. Dabei wird das Blut des Patienten durch einen künstlichen Filter geleitet und von überflüssigen Stoffwechselprodukten befreit.

nahezu vollständig über die Nieren ausgeschieden wird, liefert es Hinweise über deren Filter- und Ausscheidungsfunktion.

↗ Erhöhte Kreatininwerte im Blut weisen auf eine Nierenfunktionsstörung (Niereninsuffizienz) hin. Diese kann verursacht werden durch entzündliche Prozesse in den Nieren oder chronische Erkrankungen, bei denen die Werte über Jahre hinweg langsam ansteigen. Seltener ist auch eine schwere Herzschwäche (Herzinsuffizienz) die Ursache.

↘ Erniedrigt ist der Wert des Kreatinins bei älteren Menschen, bei einer Verminderung der Muskelmasse sowie bei Krankheiten mit Muskelschwund.

Die Kreatinin-Clearance

Die Untersuchung der Kreatinin-Clearance dient der Überprüfung der Nierenleistung. Kreatinin eignet sich gut für diesen Test, da diese Substanz gut von den Nieren filtriert und ausgeschieden wird. Dazu muss der Urin über 24 Stunden gesammelt und der Kreatininspiegel in Serum und Urin bestimmt werden. Aus diesen Werten wird die Clearance berechnet. Sie gibt die Plasmamenge an, die pro Minute von Kreatinin befreit wurde.

↘ Eine verminderte Kreatinin-Clearance weist auf eine geschädigte Nierenfunktion hin, die von einem Arzt weiter abgeklärt werden muss.

Unter Umständen muss dann der Körper mittels einer Dialyse von Restsubstanzen befreit werden.

Bedeutung der Nieren für den Mineralstoffhaushalt

Die Nieren kontrollieren nicht nur die Wassermenge, sondern auch den Mineralstoffbestand im Körper. Besonders wichtig ist die Regulierung des Salzhaushalts (Salz = Natriumchlorid), von dem die Flüssigkeitsmenge stark abhängt. Aber auch die Menge anderer Mineralstoffe wie Kalium, Kalzium und Phosphat muss unter Kontrolle gehalten werden. Bei starken Schwankungen kann es zu gefährlichen Störungen im Stoffwechsel und im Herz-Kreislauf-System kommen.

Konzentrationsveränderungen dieser Mineralstoffe im Serum sind ebenfalls ein Hinweis auf Nierenfunktionsstörungen.

Besteht bei Ihnen eine Nierenerkrankung, sollten Sie sich von Ihrem Arzt ausführlich über eine Diät beraten lassen.

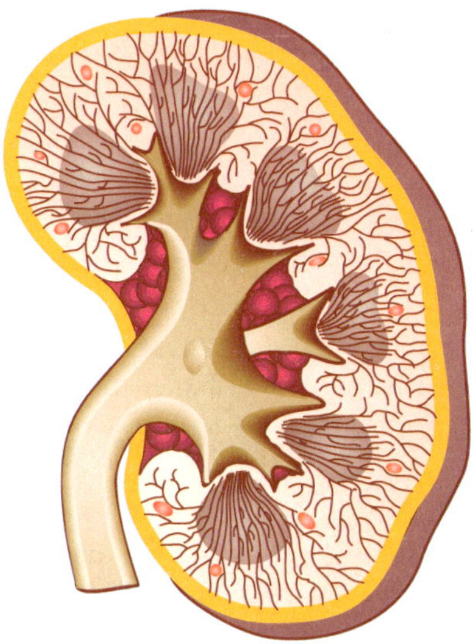

Ein Filter, so perfekt, wie ihn nur die Natur erfinden kann: Über ein unendlich feines System von Gefäßen und Kanälchen wird in den Nieren das Blut gereinigt. (Querschnitt durch die linke Niere.)

Nieren und Blase unterstützen

Erkrankungen von Nieren und Blase sollten immer ernst genommen werden. Denn ohne ausreichende Behandlung kann es zu einer Nierenfunktionsstörung bis hin zum Nierenversagen (Niereninsuffizienz) kommen. Deshalb gehört die Behandlung solcher Erkrankungen in die Hände eines Arztes. Dennoch gibt es einige allgemeine Maßnahmen, mit denen Sie häufigen Leiden wie Harnwegsinfektionen oder Harnsteinen vorbeugen können.

Harnwegsinfekte und Nierensteine begünstigen sich gegenseitig. Weitere Risikofaktoren für eine Harnsteinbildung sind Bewegungsmangel, falsche Ernährung, mangelnde Flüssigkeitszufuhr und starke Gewichtsabnahme.

Viel Flüssigkeit

Wichtigste Regel zur unterstützenden Behandlung bei Blasen- und Nierenerkrankungen: viel Trinken! Nieren und Harnwege müssen gut durchgespült werden, deshalb ist eine reichliche Flüssigkeitszufuhr notwendig. Die Menge richtet sich nach dem Flüssigkeitsverlust (z.B. durch Schwitzen), es sollten aber mindestens eineinhalb Liter pro Tag sein – bei warmen Temperaturen oder körperlicher Aktivität auch ein Vielfaches mehr.

Wenn Sie Gewichtsprobleme haben, trinken Sie am besten Mineralwasser (auf Mineralstoffgehalt achten), ungesüßten Früchte- und Kräutertee oder (eventuell verdünnte) Fruchtsäfte, jedoch keine süßen Limonaden oder alkoholische Getränke.

Die Nieren schonen

Die Nieren können geschont werden, indem ihnen möglichst wenig Stoffe zugeführt werden, die sie wieder ausscheiden müssen:

- Da viele Abbauprodukte des Eiweißstoffwechsels, vor allem Harnstoff, die Nieren belasten, sollte eine übermäßige Eiweißzufuhr vermieden werden. Sinnvoll ist eine Einschränkung der Eiweißgesamtmenge in der Nahrung zugunsten einer hochwertigen Kost mit einem hohen Gehalt an lebenswichtigen (essenziellen) Aminosäuren.

- Die Aufnahme von Kochsalz sollte ebenfalls beschränkt werden: Pro Tag reichen ca. fünf Gramm. Diese Menge ist bei ausgewogener Ernährung in den Speisen bereits enthalten auch ohne zusätzliches Salzen bei der Zubereitung.
- Vermeiden Sie scharfe Gewürze (wie Pfeffer, Chili, Paprika, Essig). Verwenden Sie stattdessen lieber milde Gewürze und Kräuter.

Nierenerkrankungen lassen sich mit einer eiweiß- und kochsalzarmen Diät lindern.

Steinbildung verhindern

Patienten, die einmal Nierensteine hatten, neigen sehr häufig zu Rückfällen. Deshalb ist bei diesem Leiden die Vorbeugung besonders wichtig. Grundsätzlich ist eine normale, ausgewogene Kost erlaubt.
Je nach Art und chemischer Zusammensetzung der festgestellten Steine gelten dabei verschiedene Einschränkungen, um eine erneute Steinbildung zu verhindern. In manchen Fällen ist zusätzlich die Einnahme von Medikamenten erforderlich. Ihr Arzt kann Ihnen dazu weitere Informationen geben.

- Kalziumhaltige Steine: Um die Kalziumaufnahme zu reduzieren, sollten Milch, Milchprodukte und stark kalziumhaltiges Wasser gemieden werden.
- Harnsäuresteine (Uratsteine): Hier ist eine purinarme Diät (siehe Seite 66) empfehlenswert.
- Oxalatsteine (Kalziumoxalat): Hier empfehlen sich eine oxalsäurearme Diät (kein Rhabarber und Spinat) sowie magnesiumreiche Lebensmittel (Nüsse, Weizenkeime, Bohnen, Sojaprodukte).

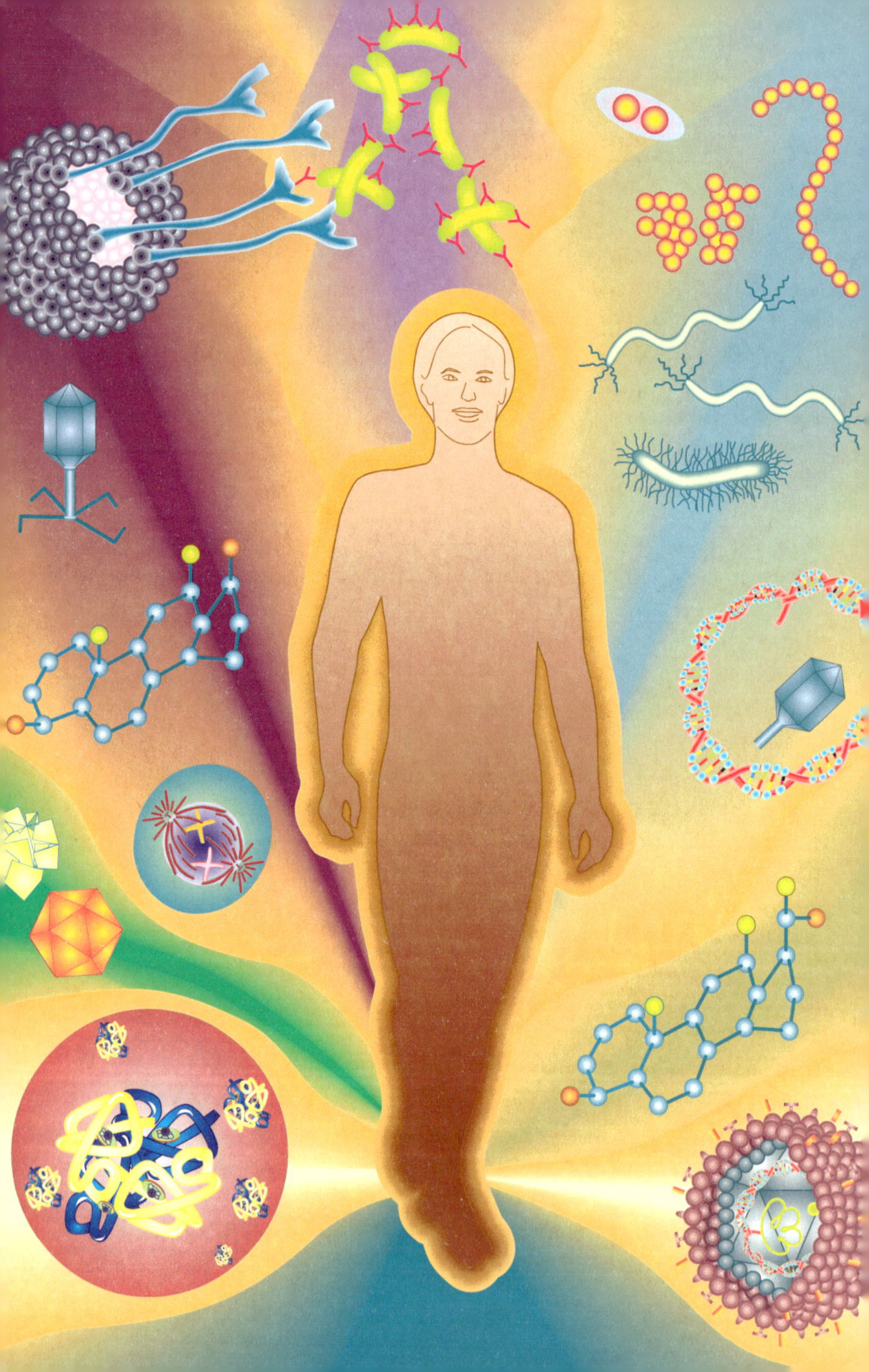

Das Immunsystem

Unser Immunsystem schützt uns vor von außen eindringenden Krankheitserregern oder bösartigen Veränderungen im Innern des Körpers. Es ist die Abwehrzentrale des Körpers. Der Zustand des Immunsystems lässt sich an zahlreichen Laborwerten ablesen. An der Abwehr beteiligte Zellen und Antikörper spielen auch eine wichtige Rolle beim Nachweis vieler Krankheiten – etwa von Infektionen oder Allergien.

Die körpereigene Abwehr

Unser Körper hat eine ganze Reihe von Waffen, mit denen er Krankheiten abwehren kann: Haut und Schleimhäute dienen als schützende Barriere, die verhindern, dass sich Erreger festsetzen können. Zahlreiche Enzyme im Speichel und in der Tränenflüssigkeit töten Bakterien und andere Keime ab, ebenso die Säuren im Magen. Aber auch wenn es Krankheitserregern gelungen ist, in den Körper einzudringen, gibt es zahlreiche sehr wirksame Verteidigungssysteme, die uns vor dem Krankwerden schützen.

Im Knochenmark befinden sich zahlreiche Leukozyten (weiße Blutkörperchen) als Reserve – viel mehr, als im Blut zirkulieren. Nur etwa ein Prozent aller Lymphozyten befinden sich im Blut.

Verteidigungswaffen des Körpers

Das Immunsystem verteidigt unseren Körper gegen eindringende Fremdstoffe, vor allem die Erreger von Infektionskrankheiten (Bakterien, Viren, Pilze, Parasiten usw.).

Die Wirksamkeit des Immunsystems mit allen seinen Anteilen ist entscheidend dafür, ob eine Krankheit überhaupt in Erscheinung tritt und wie sie verläuft: Wenn es intakt ist, bemerken wir von einer Infektion meist nichts. Wenn dagegen kein ausreichender Schutz mehr vorhanden ist, werden wir krank. Das ist dann der Fall, wenn das Immunsystem durch andere Krankheiten (z. B. AIDS) bestimmte Medikamente oder andere Einflüsse geschwächt ist oder die Erreger sehr gefährlich sind und sich zu schnell vermehren.

Medikamente gegen Krebs – Zytostatika – während einer Chemotherapie schwächen die Immunabwehr. Sie hemmen die Vermehrung von Blut- und anderen schnell wachsenden Zellen.

Antigene und Antikörper

Wichtig ist, dass ein eindringender Erreger als »fremd«, d. h. als nicht zum eigenen Körper gehörend, erkannt wird. Dieses Erkennen lernt unser Immunsystem schon zum Zeitpunkt der Geburt. Alle Stoffe, die während des späteren Lebens mit dem Körper in Kontakt kommen, sind Fremdstoffe. An ihrer Oberfläche besitzen sie Molekülstrukturen, die man in der medizinischen Fachsprache Antigene nennt.
Von den B-Lymphozyten (siehe Seite 29) werden gegen diese Antigene Abwehrstoffe gebildet, die man in der Fachsprache als Antikörper oder Immunglobuline bezeichnet. Diese Antikörper können sich an der Oberfläche von Antigenen festsetzen. Zu einem Antigen passen aber immer nur bestimmte, spezifisch gegen dieses Antigen gerichtete Antikörper, so wie zu einem Schloss auch nur ein bestimmter Schlüssel passt. Wenn mehrere Antikörper einen Erreger besetzt haben, bewirken sie, dass er zerstört wird.

Die Immunglobuline

Immunglobuline oder Antikörper sind Eiweißmoleküle, die im Blut zirkulieren. In der Elektrophorese (siehe Seite 44) fallen sie unter die Gamma-Globuline. Jedes Immunglobulin kann jeweils nur ein bestimmtes Antigen erkennen.

Man unterteilt die Immunglobuline je nach ihrem Aufbau in fünf verschiedene Klassen: Immunglobuline der Klassen M (IgM), G (IgG), A (IgA), D (IgD) und E (IgE). Sie haben verschiedene Aufgaben bei der Abwehr.

Unser Körper kommt ständig mit einer Vielzahl von Krankheitserregern in Kontakt. In der Regel merken wir davon nichts, da das Immunsystem uns erfolgreich verteidigt. Zusätzlich müssen auch immer wieder Krebszellen unschädlich gemacht werden.

Zwei Systeme

Die Vorgänge, die beim Eindringen eines Antigens in den Körper ablaufen, sind sehr kompliziert und bis heute nicht vollständig erforscht. Wir wollen uns hier nur auf das Wichtigste beschränken. Unser Organismus besitzt zwei verschiedene Systeme der Abwehr:

- Ein unspezifisches System, d. h., es ist nicht gegen bestimmte Antigene, sondern gegen alle Fremdstoffe gerichtet. Dafür gibt es so genannte Fresszellen (Makrophagen, Granulozyten, Monozyten), die sich auf die Eindringlinge stürzen und sie zerstören.
- Ein spezifisches System, d. h., die Abwehr richtet sich gegen ein Antigen, z. B. ein bestimmtes Virus, gegen das Antikörper gebildet werden. Diese bewirken dann seine Zerstörung durch Fresszellen.

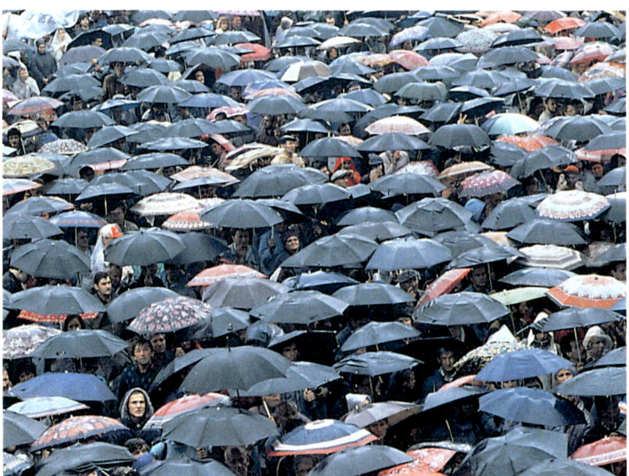

Schmuddelwetter und enger Kontakt zu vielen anderen Menschen: Jetzt ist die Ansteckungsgefahr hoch, das Immunsystem muss Höchstleistungen vollbringen.

Erworbene Immunschwäche AIDS

Seit Anfang der achtziger Jahre ist die Immunschwäche AIDS (Aquired Immune Deficiency Syndrome) bekannt. 1984 wurde der Erreger entdeckt: das HI (Humane Immundefekt)-Virus, kurz HIV genannt. Inzwischen wurden weitere Virustypen beschrieben. Die Zahl der Infizierten, die nicht einer Risikogruppe angehören, steigt. Deshalb ist AIDS ein Thema, das jeden von uns angeht.

Wie kann man sich infizieren?

Das HI-Virus wird durch Körperflüssigkeiten wie Blut oder Sperma übertragen. Bei jedem ungeschützten Geschlechtsverkehr, also ohne Verwendung von Kondomen, besteht die Gefahr, sich mit dem HIV anzustecken. Dies gilt auch für oralen und ganz besonders für analen Sexualkontakt. Bei Verletzungen oder Entzündungen (z. B. Herpesinfektion) der Schleimhäute ist das Risiko zusätzlich erhöht. Auch eine Übertragung während der Schwangerschaft oder Geburt von der Mutter auf das Kind ist möglich.

Keine Gefahr besteht bei alltäglichem Umgang mit HIV-Infizierten wie Hautkontakt, gemeinsamer Benutzung von Essgeschirr oder Bad und Toilette. Selbst beim Küssen konnten Ansteckungen bisher nicht nachgewiesen werden. In der Anfangsphase von AIDS waren hauptsächlich bestimmte Risikogruppen betroffen: Homosexuelle (und Bisexuelle), Drogenabhängige, Patienten mit Hämophilie (Bluterkrankheit) und Empfänger von Bluttransfusionen.

In vielen Entwicklungsländern, vor allem in Afrika und Asien, ist AIDS auch unter Heterosexuellen stark verbreitet. Aber auch bei uns in Europa und in den USA sind mittlerweile nicht mehr nur die Risikogruppen, sondern immer mehr Heterosexuelle, zunehmend auch Frauen, betroffen.

Was geschieht bei einer Infektion?

Nach der Ansteckung dringen die Viren in T-Lymphozyten ein und vermehren sich dort. Dabei sterben die Zellen ab, und das Immunsystem bricht allmählich zusammen. Dadurch können sich andere Erreger leichter ausbreiten. Meist handelt es sich um so genannte opportunistische Infektionen, die der Körper normalerweise erfolgreich abwehren kann. Typische Erkrankungen sind Infektionen mit Bakterien (z. B. Tuberkulose), Viren (z. B. Herpes), Pilzen (z. B. Hefepilzerkrankungen) und Parasiten, aber auch Tumorerkrankungen der Haut (Kaposi-Sarkom) oder der Lymphorgane (Lymphom).

Die Zeitdauer von der Ansteckung bis zum Auftreten von Krankheitserscheinungen ist sehr unterschiedlich und kann viele Jahre betragen. AIDS ist aber nach wie vor eine tödliche Erkrankung, denn trotz zunehmend guter Behandlungsmöglichkeiten ist noch keine Heilung möglich. Mit den zur Verfügung stehenden Medikamenten können die Beschwerden nur abgemildert und der Krankheitsverlauf verzögert werden.

Der HIV-Test

Beim AIDS- oder HIV-Test wird nach Antikörpern gegen HIV oder seine Bestandteile gesucht, die nach der Infektion im Körper gebildet wurden. Sind Antikörper nachweisbar, ist der Test positiv.

Nach einer Ansteckung kann es drei Monate dauern, bis Antikörper feststellbar sind. Wird der Test zu einem früheren Zeitpunkt durchgeführt, kann er – muss aber nicht – positiv sein.

- Ist ein Test positiv, wird dieses Ergebnis immer durch eine andere Testmethode und eine weitere Blutprobe kontrolliert bzw. bestätigt.
- Seit einiger Zeit gibt es auch Verfahren, mit denen man Teile des Virus selbst, vor allem auch die Menge der vorhandenen Viren nachweisen kann (Viruslastbestimmung). Sie eignen sich jedoch nicht für die Diagnostik, sondern nur zur Verlaufsbeobachtung und Therapiekontrolle.
- Der HIV-Test wird von den Gesundheitsämtern und auch in vielen Kliniken und speziellen Beratungsstellen anonym, also ohne Namensangabe, und kostenlos durchgeführt. In der Arztpraxis wird die Untersuchung in der Regel über die Krankenkasse abgerechnet oder man muss die Kosten selbst übernehmen.

Wie kann man sich vor einer Infektion schützen?

Kondome sind der einzig wirksame Schutz gegen AIDS, aber auch gegen andere sexuell übertragbare Krankheiten. Nur in einer festen Partnerschaft und wenn man sich der Treue des Partners sicher ist, kann man riskieren, beim Sex auf das Kondom zu verzichten. Bei wechselnden Partnerschaften sollte das Benutzen eines Kondoms zur Selbstverständlichkeit werden.

Das immunologische »Gedächtnis«

Das Prinzip einer Impfung besteht darin, dem Körper Antikörper in genügender Anzahl bereitzustellen: Bei der passiven Impfung werden Immunglobuline (die von Tieren oder Menschen stammen) von außen zugeführt. Bei der aktiven Impfung wird der Körper selbst zur Bildung von Immunglobulinen angeregt, indem man ihm abgeschwächte oder abgetötete Erreger zuführt.

Haben die Zellen unseres Körpers einmal bestimmte Antikörper gebildet, so können sie sich lebenslang daran »erinnern« und bei erneuter »Feindberührung« sofort wieder frisch gebildete Antikörper in den Kampf schicken. Ein typisches Beispiel dafür sind Masern: Wer diese Krankheit einmal gehabt hat, kann sie im Allgemeinen nie wieder bekommen, weil bei einer wiederholten Ansteckung die Masernviren sofort vernichtet würden. Diesen Zustand bezeichnet man als Immunität gegen die Erkrankung. Eine andere Möglichkeit, eine Immunität zu erwerben, ist eine Impfung.

Wenn das Immunsystem gestört ist

- Erhöhte Werte von Antikörpern im Serum zeigen an, dass sich der Körper gegen Eindringlinge wehrt. Ursache kann eine Infektion, allergische Reaktion oder Bluterkrankung sein, die das System aus dem Gleichgewicht bringt.
- Allergien sind eine überschießende, nicht angemessene Reaktion des Immunsystems auf Stoffe aus der Umwelt. Bei vielen Allergien sind die eosinophilen Granulozyten und die Immunglobuline der Klasse IgE stark erhöht.
- Bei Autoimmunkrankheiten produziert das Immunsystem Antikörper, die das körpereigene Gewebe schädigen.
- Viele chronische Erkrankungen können das Immunsystem auf Dauer schwächen, da sie es zusätzlich belasten. Es gibt aber sowohl angeborene als auch erworbene Krankheiten, z. B. AIDS, bei denen es durch einen Defekt im Immunsystem grundsätzlich zu einer Abwehrschwäche kommt.

Nachweis von Krankheiten

Den Nachweis von bestimmten Antigenen und/oder Antikörpern kann man sich zur Abklärung vieler Krankheiten zunutze machen, vor allem Infektionskrankheiten und Allergien.

Direkter Erregernachweis

Bei zahlreichen Infektionskrankheiten kann man die Erreger selbst direkt im Blut, Urin, Stuhl oder in anderen Materialien nachweisen. Manche Erreger wie einige Bakterien oder Pilze sind sofort unter dem Mikroskop erkennbar. Bei anderen muss erst eine Kultur angelegt werden, damit sich die Mikroorganismen vermehren können.
Mit modernen molekularbiologischen Methoden sind in vielen Fällen sehr kleine Mengen oder auch nur Teile von Erregern nachweisbar. Dies gilt zwar für viele, jedoch noch nicht für alle Infektionskrankheiten.

Bakterien und Pilze sind in der Regel unter dem Mikroskop erkennbar. Wenn man sie in Kulturen anzüchtet, bilden sie nach einiger Zeit charakteristische Kolonien.

Antikörpernachweis

Bei vielen Krankheiten können nicht die Erreger, also das Antigen selbst, sondern die Antikörper, die gegen sie gebildet wurden, im Serum nachgewiesen werden. Dies ist beispielsweise nach einer Ansteckung mit dem HI-Virus der Fall. Man spricht deshalb auch von indirektem oder serologischem Nachweis.
Zu Beginn oder nach einer Infektion zirkulieren eine Menge solcher Antikörper im Blut, so dass nur wenig Blut genügt, um festzustellen, ob sie vorhanden sind. Man kann dabei aber nur ganz gezielt nach einer bestimmten Art von Antikörpern suchen. Dies setzt allerdings voraus, dass der Verdacht auf eine bestimmte Erkrankung besteht.

Zum Nachweis gibt es verschiedene Methoden. In der Regel wird dabei eine Reaktion zwischen verschiedenen Antikörpern ausgelöst. Man verwendet häufig von Tieren (z. B. Mäuse, Kaninchen) gebildete und gegen die menschlichen Immunglobuline gerichtete Antikörper. Beide heften sich aneinander und bilden Komplexe, die sich durch Farbreaktionen oder andere Techniken nachweisen lassen. Meistens ist auch eine Aussage über die Menge der vorhandenen Antikörper möglich. Bei einigen Krankheiten dauert es einige Zeit, bis genügend Antikörper gebildet wurden. Deshalb ist eine Infektion sicher erst nach dieser Frist nachweisbar.

Autoantikörper spielen bei vielen Systemerkrankungen eine Rolle. Die Ursache ihrer Bildung ist bisher nicht bekannt.

Nachweis von Autoimmunerkrankungen

Bei Autoimmunkrankheiten (auto = selbst) verwechselt das Immunsystem körpereigene Bestandteile mit fremden Antigenen: Es produziert Antikörper, die körpereigene Zellen oder andere Strukturen angreifen und schädigen oder zerstören. Solche Autoantikörper kann man im Serum oder auch in Gewebeproben nachweisen und ganz bestimmte Autoimmunkrankheiten damit diagnostizieren.

Zu den Autoimmunkrankheiten gehören die Gruppe der Kollagenosen (systemischer Lupus erythematodes, Sklerodermie u. a.) und einige entzündliche Gefäß- und Gelenkerkrankungen. Auch bei den so genannten Rheumafaktoren handelt es sich um Antikörper gegen körpereigene Gamma-Globuline. Sie sind bei einigen, jedoch nicht bei allen chronischen rheumatischen Erkrankungen im Serum nachweisbar.

Die genaue Ursache des chronischen Gelenkrheumatismus (chronische Polyarthritis, rheumatische Arthritis) ist bisher nicht bekannt, eine Störung im Immunsystem wird jedoch vermutet.

Untersuchungen bei Allergien

Der Nachweis von Antikörpern oder Immunglobulinen ist eine gute Hilfe zur Abklärung von bestimmten allergischen Erkrankungen. Da bei einer Allergie zu viele Antikörper gebildet werden, lassen sie sich bei Allergikern oft in großen Mengen im Serum nachweisen.

Gesamt-IgE

Eine Unterart, das Immunglobulin E (IgE), spielt eine wichtige Rolle bei allergischen Reaktionen. Bei einer allergischen Erkrankung wie Heuschnupfen, Neurodermitis (atopisches Ekzem) oder Asthma ist daher die Gesamtmenge des IgE häufig (nicht immer) erhöht.

Seit einiger Zeit steht neben dem RAST auch das CAP-Verfahren zur Bestimmung der IgE zur Verfügung. Es ist empfindlicher und wird in sechs Klassen unterteilt.

Spezifisches IgE

Zusätzlich kann man aber auch spezifisches IgE gegen ganz bestimmte Stoffe, auf die jemand allergisch ist, nachweisen, z. B. Pollen oder Nahrungsmittel. Man nennt diese Stoffe Allergene. Nach ihrer Bestimmungsmethode bezeichnet man diese Untersuchung manchmal auch als RAST (Radio-Allergo-Sorbent-Test). Er wird in der Allergologie angewendet, um zusätzliche Sicherheit zum Hauttest (siehe Seite 103) zu bekommen. Allerdings sind nicht bei jeder Allergie spezifische IgE-Antikörper nachzuweisen.

Nachweis von Allergien

Gesamt-IgE	Erhöht ab 100 kU/l
RAST-Klassen	0 = negativ
	1 = schwach positiv
	2 = positiv
	3 und 4 = stark positiv

Die Abkürzung kU (Kilounit) bedeutet 1000 Enzymeinheiten.

Allergietests

Was ist eine Allergie?

Allergie bedeutet eigentlich »veränderte Reaktionslage«, wird aber im Allgemeinen mit Überempfindlichkeit gleichgesetzt. Gemeint ist eine überschießende Reaktion unseres Immunsystems auf Substanzen aus der Umwelt. Das Immunsystem reagiert auf diese Stoffe, die man Allergene nennt, mit der Bildung von Antikörpern.

Sehr häufig gibt es jedoch auch Überempfindlichkeitsreaktionen, die nicht durch eine Reaktion des Immunsystems mit Antikörperbildung, sondern durch andere Mechanismen zustande kommen. Streng genommen ist also nicht jede Überempfindlichkeit eine Allergie.

Wie entsteht eine Allergie?

An der Entstehung einer Allergie sind viele Faktoren beteiligt. Eine erbliche Neigung (Atopie) spielt zumeist eine bedeutende Rolle. Voraussetzung für das Entstehen einer Allergie ist ein wiederholter Kontakt mit dem Allergen. Den Vorgang, der sich dabei abspielt, bezeichnet man auch als Sensibilisierung, d. h., der Körper wird sensibel, also empfindlich, für ein auslösendes Allergen.

Verschiedene allergische Reaktionen

Bei echten allergischen Reaktionen unterscheidet man verschiedene Reaktionstypen. So gibt es u. a. eine Reaktion vom Soforttyp, die meistens unmittelbar nach Kontakt mit dem Allergen eintritt, und eine Spättypreaktion, zu der es erst nach einigen Stunden bis Tagen kommt.

- Typische Beispiele für eine Sofortreaktion sind der Heuschnupfen (Rhinitis allergica) und das allergische Asthma. Sie werden in der Regel durch Inhalationsallergene, also Stoffe in der Atemluft, ausgelöst. Am häufigsten handelt es sich um Pollen, Hausstaub und Tierallergene. Eine andere mögliche Erscheinung ist die Nesselsucht (Urtikaria). Im schlimmsten Fall kann es zu gefährlichen Allgemeinreaktionen mit Blutdruckabfall, Hautausschlag und Schwellungen, Übelkeit bis hin zu Bewusstlosigkeit kommen. Diese Art von Reaktion nennt man anaphylaktischen Schock. Ursache kann eine Unverträglichkeit von Nahrungs- oder Arzneimitteln, eine Allergie auf Insektengift oder andere Stoffe sein.
- Eine typische Spätreaktion ist die Kontaktallergie. Dabei kommt es nach

direktem Hautkontakt mit einem auslösenden Stoff zu Hautreaktionen: Meist entstehen Ekzeme mit Rötung, Blasenbildung oder Schuppung der Haut. Bekanntestes Beispiel ist die Nickelallergie, die sich als Unverträglichkeit von Modeschmuck oder anderen nickelhaltigen Gegenständen äußert.

Diagnostik von Allergien

- Eingehende **Anamnese** (Befragung durch den Arzt). Der Arzt ist hier besonders auf Ihre Mithilfe angewiesen. Berichten Sie ihm alles, was Ihnen im Zusammenhang mit den Beschwerden auffällt.
- **Hauttest:** In der Regel wird zuerst ein Pricktest durchgeführt. Dabei werden Tropfen von Testlösungen auf die Haut (am Unterarm oder Rücken) aufgetragen und anschließend die Haut mit einer Nadel oder Lanzette oberflächlich angeritzt. Bereits nach 15 bis 20 Minuten kann das Ergebnis abgelesen werden. Damit können vor allem Inhalationsallergene und Nahrungsmittel getestet werden. Beim so genannten Intrakutantest wird die Testlösung mit einer feinen Kanüle direkt in die Haut gespritzt.
- **Labortest** zum Nachweis von Antikörpern im Serum: Gesamt- und spezifisches IgE (RAST).
- **Provokationstest:** Dieser Test wird nur gelegentlich bei bestimmten Fragestellungen durchgeführt. Er dient dazu, die Auslösbarkeit an dem Organ, an dem die Beschwerden normalerweise auftreten, nachzuweisen bzw. zu bestätigen. Dadurch gewinnt man größere Sicherheit – insbesondere dann, wenn die übrigen Testungen ergebnislos oder nicht eindeutig waren. Bei Inhalationsallergenen wird der Provokationstest zumeist an der Nase, seltener an der Lunge durchgeführt. Mit speziellen Geräten können dabei Änderungen des Atemwiderstands infolge der Provokation gemessen werden. Aber auch bezüglich Nahrungs- oder Arzneimitteln ist ein Provokationstest gelegentlich sinnvoll, denn damit können häufig auch nichtallergische Unverträglichkeitsreaktionen nachgewiesen werden.
- Zur Abklärung einer Kontaktallergie wird ein so genannter **Epikutantest** durchgeführt. Dabei werden – normalerweise auf den Rücken – Pflaster mit verschiedenen Testsubstanzen aufgeklebt. Dort müssen sie ein bis zwei Tage verbleiben und werden dann abgenommen. Das endgültige Testergebnis wird erst ein bis zwei Tage nach Abnahme des Pflaster abgelesen, da es etwa so lange dauert, bis es zu einer Hautreaktion kommt.

Die Blutgruppen

Erythrozyten und andere Körperzellen besitzen Eigenschaften, durch die sie – in einem fremden Körper – als Antigene wirken können. Diese Eigenschaften werden auch als Blutgruppen bezeichnet. Sie werden nach bestimmten Gesetzmäßigkeiten weitervererbt.

Die Blutgruppen nach dem AB0- und Rhesussystem werden durch einen speziellen Test ermittelt, für den nur einige Tropfen Blut benötigt werden. Vor jeder Bluttransfusion muss der Arzt die Verträglichkeit immer wieder neu überprüfen.

Die wichtigsten Blutmerkmale sind:

- AB0-System: Es werden die vier Gruppen 0, A, B und AB unterschieden. Die Erythrozyten wirken als Antigene. Zusätzlich befinden sich im Serum Antikörper gegen andere Blutgruppen.
- Rhesussystem (Rhesusfaktor): Hier unterscheidet man zwischen Rhesus-positiven (rh+) und -negativen (rh-) Eigenschaften der Erythrozyten. Antikörper bilden sich jedoch erst nach vorherigem Kontakt mit der anderen Gruppe.
- HLA-System (human leucocyte antigen): Die Antigene wurden zuerst auf Leukozyten entdeckt (daher der Name »Leukozytenantigene«), sind aber auch auf anderen Zellen vorhanden. Dabei gibt es zahlreiche Untergruppen. Sie spielen vor allem bei Organtransplantationen eine Rolle.

Die Bedeutung der Blutgruppen

Die Bestimmung der Blutgruppen hat praktische Bedeutung vor allem bei Blutübertragungen (Transfusionen) und Organtransplantationen. Daneben dienen sie auch zum Abstammungsnachweis, insbesondere zur Klärung einer Vaterschaft.

Der Rhesusfaktor spielt vor allem bei der Schwangerschaft einer rh-negativen Mutter eine Rolle, wenn das Kind (aufgrund der vom Vater vererbten Eigenschaften) rh-positiv ist.

Vor jeder Transfusion muss die Blutgruppe von Spender und Empfänger bekannt sein und die Verträglichkeit getestet werden (Kreuzprobe). Wird z.B. bei einer Transfusion Blut einer nicht passenden Blutgruppe übertragen, verkleben die Erythrozyten und platzen (Hämolyse). Dies hat schwer wiegende Folgen für den Empfänger.
Bei einer Organtransplantation besteht die Gefahr der Abstoßungsreaktion, d.h., der Körper stößt das fremde Organ ab, wenn die Blutgruppen von Spender und Empfänger nicht übereinstimmen.

Durch Stärkung bzw. Harmonisierung Ihres Immunsystems können Sie übrigens nicht nur Infektionskrankheiten, sondern auch dem Ausbrechen vieler allergischer Erkrankungen und Krebs vorbeugen. Vitamin C gilt als besonders wirksam zur Stärkung der Abwehr.

Stärkung des Immunsystems

Durch das perfekte Zusammenspiel von verschiedenen Teilen unseres Immunsystems werden wir vor Infektionskrankheiten, aber auch vor der Entstehung von Krebs und anderen Erkrankungen geschützt. Wichtig ist, dass wir unser Immunsystem gut behandeln, damit es uns ausreichend schützen kann.

Wie stärkt man die Abwehrkräfte?

Durch folgende Maßnahmen können Sie Ihre Abwehr stärken und damit Häufigkeit und Schwere vieler Erkrankungen vermindern.

- Vermeiden Sie (besonders dauernden) Stress, Ärger oder Kummer. Wenn Sie die Stressursachen nicht immer beseitigen können, versuchen Sie, sich möglichst häufig bewusst zu entspannen (z.B. durch Entspannungstechniken wie autogenes Training oder Yoga).
- Sorgen Sie für ausreichenden und erholsamen Schlaf.
- Sorgen Sie für viel körperliche Bewegung, möglichst an der frischen Luft.

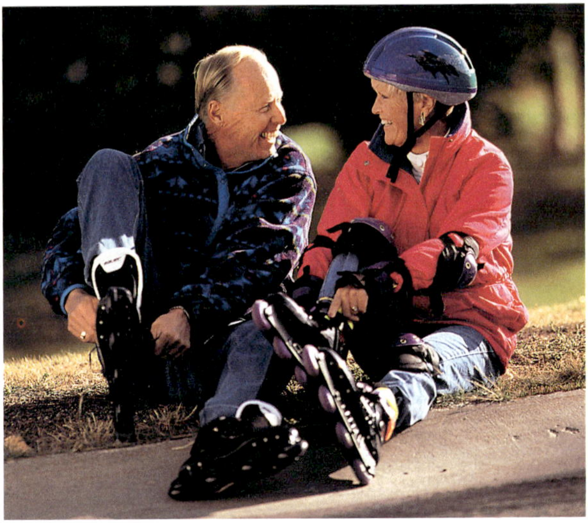

Fitness ist keine Frage des Alters: Regelmäßige Bewegung an frischer Luft stärkt die Abwehrkräfte und hellt die Psyche auf.

Durch verschiedene wissenschaftliche Experimente konnte ein Zusammenhang zwischen psychischer Verfassung und dem Immunsystem immer wieder nachgewiesen werden. Deshalb ist es für unsere Gesundheit von großer Bedeutung, dass wir uns wohl fühlen.

- Ernähren Sie sich möglichst ausgewogen, und achten Sie auf ausreichende Zufuhr lebenswichtiger Stoffe (Vitamine, Mineralstoffe, Ballaststoffe).
- Vermeiden Sie übermäßigen Alkoholkonsum, und verzichten Sie aufs Rauchen.
- Abhärtungsmaßnahmen fördern die körperliche Widerstandskraft, wenn sie regelmäßig durchgeführt werden: z. B. Sauna, Wechselduschen oder -bäder.
- Vermeiden Sie ein unkontrolliertes Abkühlen des Körpers durch Nässe, Zugluft oder zu leichte Bekleidung.

Psyche und Immunsystem

»Lachen ist gesund« – diese alte Spruchweisheit wurde durch zahlreiche wissenschaftliche Versuche bestätigt. Man weiß heute, dass viel Lachen und fröhliche Stimmung Stresshormone vermindert und im Gehirn die Produktion von Botenstoffen anregt, die das Gefühl von

Glück und Entspannung erzeugen. Es konnte auch eindeutig ein Zusammenhang zwischen psychischer Verfassung und der Funktionstüchtigkeit des Immunsystems nachgewiesen werden. Versuchen Sie deshalb, eine positive Lebenseinstellung zu gewinnen und zu erhalten, um Ihre Abwehr zu unterstützen.

Unterstützung aus der Apotheke

Auch in der Apotheke gibt es zahlreiche fertige Präparate zu kaufen, die das Immunsystem stärken sollen, beispielsweise Echinacea (Sonnenhut). Eine positive Wirkung auf das Immunsystem – vor allem bei typischen Erkältungskrankheiten – ist nachgewiesen. Allerdings muss man diese Mittel im Allgemeinen regelmäßig und über längere Zeit einnehmen, damit eine deutliche Wirkung feststellbar wird. Wenn schon Beschwerden aufgetreten sind, ist es meistens schon zu spät, man kann sie dann nur noch abmildern.

Ist unser Immunsystem intakt, werden Krebszellen, die in unserem Körper immer wieder entstehen, sofort zerstört und bekommen keine Chance, sich weiter zu vermehren.

Vorbeugung gegen Krebs?

Das Gleiche, was oben über die Abwehr von Infektionskrankheiten gesagt wurde, gilt im Wesentlichen auch für Krebserkrankungen. Obwohl auch dabei sehr viele Faktoren (z. B. Erbanlagen) eine Rolle spielen, die nicht beeinflussbar sind, vermögen wir durch unser Verhalten einiges zur Vermeidung von Krebs beizutragen.

Hinsichtlich der Ernährungsgewohnheiten gilt: möglichst vollwertige Ernährung mit vielen Ballaststoffen. Zusätzlich sollte man auf Folgendes achten:

- Essen Sie wenig Lebensmittel, die geräuchert, gepökelt, mit Nitrat konserviert oder angeschimmelt sind. Auch die Koch- oder Bratzeiten dieser Speisen sollten möglichst kurz sein, denn dabei entstehen Krebs erzeugende Stoffe, die Nitrosamine, und Gifte.

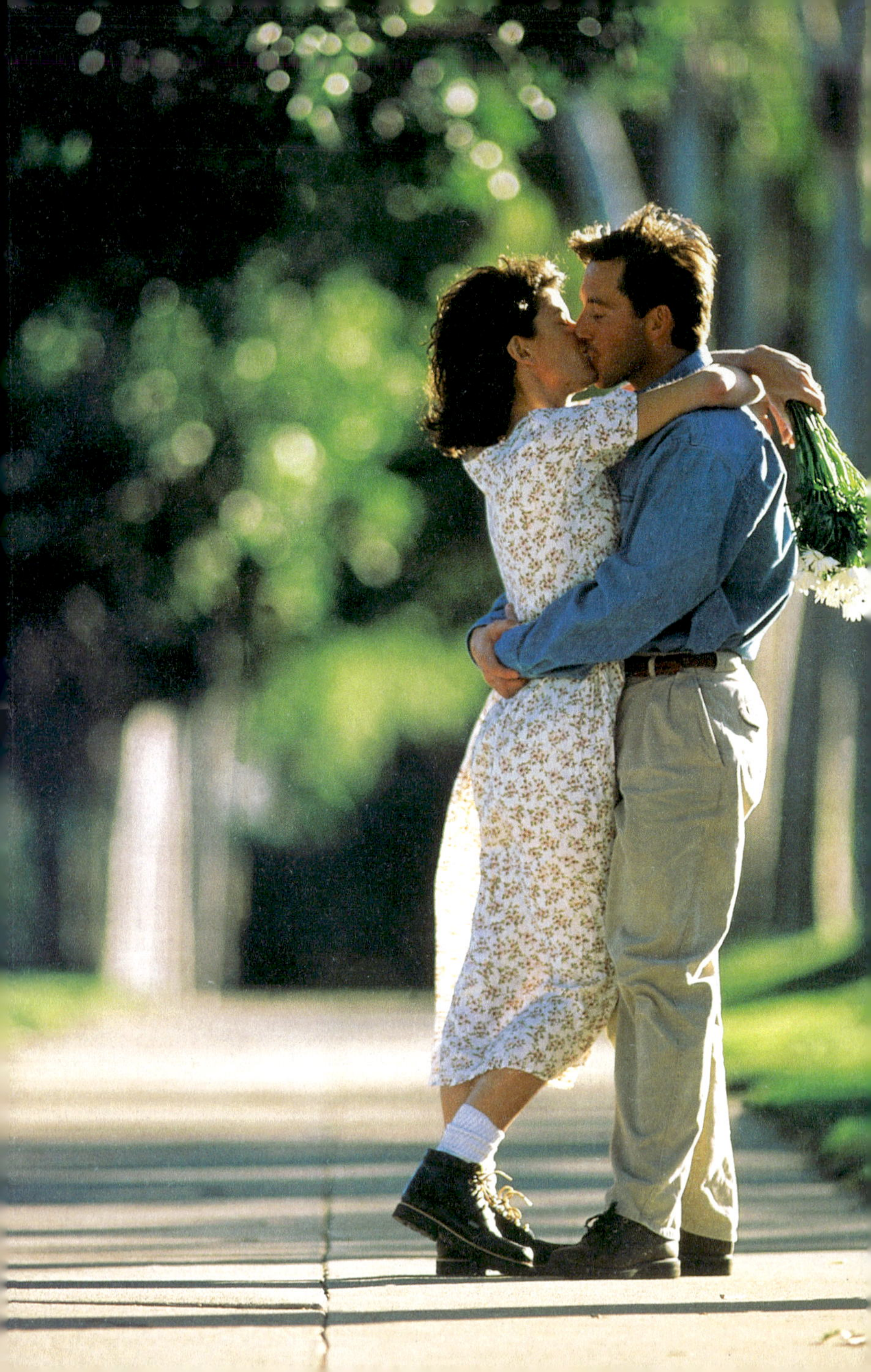

Hormone und andere Stoffe

Hormone spielen bei vielen Vorgängen in unserem Körper eine wichtige Rolle als Botenstoffe. Die Regulation des Hormonsystems unterliegt einer ausgeklügelten Steuerung, an der viele Faktoren beteiligt sind. Gerät dieses System aus dem Gleichgewicht, kann es zu schwer wiegenden Störungen und Erkrankungen ganzer Organsysteme kommen. In diesem Kapitel werden die wichtigsten Hormone, ihre Funktionen und Störungen beschrieben.

Produktion und Ausschüttung der Hormone unterliegen einer ausgeklügelten Steuerung, an der zahlreiche Organe beteiligt sind. Störungen machen sich nicht immer gleich bemerkbar, da sie teilweise für gewisse Zeit kompensiert werden können.

Das Hormonsystem

Hormone sind chemische Botenstoffe unseres Körpers. Ihre Aufgabe ist die Informationsübertragung zur Regelung von Organ- und Stoffwechselvorgängen. Sie stammen aus hormonproduzierenden Zellen verschiedener Organe und werden über das Blut an ihren Wirkungsort transportiert. Das sind entweder andere, untergeordnete Hormondrüsen, die ihrerseits Hormone bilden, oder Zellen von Zielorganen. Diese Zellen besitzen an ihrer Oberfläche Strukturen, so genannte Rezeptoren, die auf die Hormone reagieren.
Im engen Zusammenspiel mit dem Nervensystem regelt das Hormonsystem Ernährung, Stoffwechsel, Körperwachstum, -reifung und Fortpflanzung sowie die Anpassung an verschiedene Situationen, wie z. B. Stress.
In der medizinischen Fachsprache nennt man das Hormonsystem auch endokrines System und das Fachgebiet Endokrinologie.

Steuerungszentrale im Gehirn

Die Hypophyse besteht aus zwei Teilen: einem Vorderlappen, der Hormone produziert, und einem Hinterlappen, der zahlreiche Nervenfasern enthält.

Zwei Organe im Gehirn, der Hypothalamus und die Hirnanhangsdrüse (Hypophyse), sind für die Steuerung des Hormonsystems zuständig. Der Hypothalamus ist die Schaltstelle zwischen Nerven- und Hormonsystem. Bei eintreffenden Nervensignalen sendet er seine Hormone an die Hypophyse. Diese wird – je nach Art der Hypothalamushormone – zu einer verstärkten oder verminderten Freisetzung von Hypophysenhormonen ins Blut veranlasst. Diese sind für die Zielorgane im Körper bestimmt und lösen dort weitere Reaktionen aus.

Hormonwirkungen im Körper

In der Schilddrüse, der Thymusdrüse, der Bauchspeicheldrüse, den Geschlechtsorganen (Keimdrüsen) und in den Nebennieren werden die peripheren Hormone gebildet. Auch sie steuern als Botenstoffe die Kör-

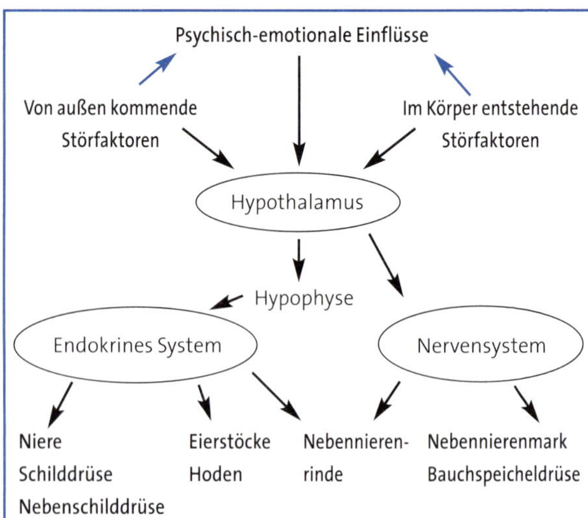

Das endokrine System und die Hormone: Über die unten stehenden Organe steuern sie Stoffwechsel, Temperatur, Kreislauf, Fortpflanzung, den Salz- und Wasserhaushalt – also alle wichtigen Körperfunktionen.

DIE PERIPHEREN HORMONE

Hormon	Bildungsort	Funktion (vereinfacht)
Adrenalin, Noradrenalin	Nebennierenmark	Stoffwechsel, Kreislauf (»Stresshormon«)
Kortikosteroide	Nebennierenrinde	Stoffwechsel
Insulin, Glukagon	Bauchspeicheldrüse	Zuckerstoffwechsel
Kalzitonin	Schilddrüse	Knochenstoffwechsel, Herzerregung (Kalziumspiegel)
Parathormon	Nebenschilddrüsen	Herzerregung (Kalziumspiegel)
Östrogene	Eierstöcke	Weibliche Sexualhormone (Reifung, Fortpflanzung)
Gestagene (Progesteron)	Eierstöcke, Follikel	Weibliche Sexualhormone (Reifung, Fortpflanzung)
Testosteron	Hoden	Männliches Sexualhormon
Thyroxin (T4), Trijodthyronin (T3)	Schilddrüse	Reifung, Stoffwechsel
Prolaktin	Hypophyse	Fortpflanzung, Reifung

perfunktionen. Die Wirkung der Hormone besteht darin, in den Zielzellen Stoffwechselreaktionen zu beeinflussen.

Durch ein kompliziertes, ausgeklügeltes Regelsystem werden die Hormonspiegel im ganzen Körper gesteuert, und mit Hilfe von Rückkoppelungsmechanismen werden zu hohe oder zu niedrige Hormonspiegel wieder ausgeglichen.

Unser Verhalten, unsere Gefühle, unsere körperliche und psychische Entwicklung, das Bedürfnis nach Essen, Trinken, Schlafen und unsere Sexualität werden von den Hormonen beeinflusst. Sie sorgen auch dafür, dass wir in Gefahrensituationen angemessen reagieren.

Zur Bildung der beiden Schilddrüsenhormone T3 und T4 wird Jod benötigt. Bei einem Jodmangel kann es daher zu Störungen der Schilddrüsenfunktion kommen.

Die Schilddrüse und ihre Hormone

Die im Halsbereich gelegene Schilddrüse (Glandula thyreoidea) produziert und speichert die Schilddrüsenhormone Thyroxin (T4) und Trijodthyronin (T3) sowie Kalzitonin. T3 und T4 spielen eine wichtige Rolle bei Körperwachstum und Stoffwechsel. Sie steuern insbesondere den Grundumsatz, also die Umwandlung von Nährstoffen in Energie. Kalzitonin ist im Wesentlichen an der Regulation des Kalziumstoffwechsels beteiligt.

Bei extrem schlanken, reizbaren Menschen, lässt sich nicht selten eine Schilddrüsenüberfunktion nachweisen.

Ursachen für Störungen

Störungen der Schilddrüsenfunktion können in zwei Ebenen liegen: zum einen bei der Schilddrüse selbst und zum anderen im Bereich der Hirnanhangsdrüse (Hypophyse) durch eine gestörte Stimulation der Schilddrüse. Daher müssen zur Abklärung von Schilddrüsenfunktionsstörungen nicht nur die beiden Schilddrüsenhormone T3 und T4, sondern auch das die Schilddrüse stimulierende Hormon TSH (= thyreotropes Hormon) der Hypophyse im Serum bestimmt werden.
Um eine Über- oder Unterfunktion festzustellen, müssen die Schilddrüsenwerte immer im Zusammenhang beurteilt werden.
Jede Art von Schilddrüsenfunktionsstörung sollte unverzüglich behandelt werden.

Normalwerte der Schilddrüsenhormone

Thyroxin (T4)	5–12 µg/dl
Trijodthyronin (T3)	50–200 ng/dl
TSH	0,6–6 µU/ml
TSH bei TRH-Test	bis 25 µU/ml

Die Hypophysenhormone

Hormon	Wirkung auf
FSH (follikelstimulierendes Hormon)	Hoden, Eierstöcke
LH (luteinisierendes Hormon)	Hoden, Eierstöcke
TSH (thyreotropes Hormon)	Schilddrüse

Der TRH-Test

Der TRH-Test ist ein Funktionstest und dient zur Abklärung einer Schilddrüsenfunktionsstörung bzw. des Regelmechanismus zwischen Hypophyse und Schilddrüse. Dazu wird zweimal im Abstand von 30 Minuten Blut abgenommen und der TSH-Spiegel bestimmt.
Unmittelbar nach der ersten Blutentnahme wird ein künstlich hergestelltes Hypothalamushormon (TRH) in die Vene gespritzt. Bei der zweiten Blutprobe wird seine Wirkung auf den TSH-Spiegel gemessen.

Zur Abklärung von Funktionsstörungen werden in der Regel nicht nur die Spiegel der Schilddrüsenhormone (T3, T4), sondern auch der des Hypophysenhormons, das die Schilddrüse steuert (TSH), bestimmt.

Unterfunktion

Bei einer Unterfunktion der Schilddrüse (Hypothyreose) sind fast alle Körperfunktionen und der Grundumsatz verlangsamt. Als Folge davon kommt es zu Müdigkeit, Kälteempfindlichkeit, niedrigem Puls und Gewichtszunahme. Bestimmte Stoffwechselprodukte sammeln sich vermehrt im Gewebe an und bewirken Schwellungen (Ödeme) im Gesicht, besonders an den Augenlidern. Diese Schwellungen nennt man in der Fachsprache Myxödem.
Bei ausgeprägtem Jodmangel kann es trotz vergrößerter Schilddrüse, also Kropfbildung, zu einer Unterfunktion kommen. Personen, die unter ständiger Antriebsschwäche und Erschöpfung leiden, sollten mit ihrem Arzt auch einmal die Schilddrüsenfunktion abklären.

Überfunktion

Bei einer Überfunktion (Hyperthyreose) ist der Grundumsatz erhöht. Daher kommt es zu schnellem Puls (Tachykardie), Unruhe und Nervosität, Zittern der Hände, starker Wärmeentwicklung mit Schweißausbrüchen sowie Gewichtsabnahme. Zusätzlich beobachtet man in vielen Fällen ein deutliches Hervortreten des Augapfels (Exophthalmus). In den meisten Fällen kommt es gleichzeitig zur Kropfbildung.
Häufig liegt einer Hyperthyreose eine Basedowsche Erkrankung (Morbus Basedow) zugrunde, die durch Autoantikörper verursacht wird.
Wer an einer Schilddrüsenüberfunktion leidet, hat einen gesteigerten Stoffwechsel. Über Ernährungsmaßnahmen, z. B. mehr Kalorienzufuhr, kann der Körper unterstützt werden.

Ursache für einen Kropf kann sowohl eine Über- als auch eine Unterfunktion der Schilddrüse sein.

Kropf (Struma)

Unter Struma versteht man eine gleichmäßige (diffuse) oder knotige Vergrößerung der Schilddrüse. Häufigste Ursache ist ein chronischer Jodmangel in der Nahrung bzw. im Trinkwasser. Dadurch werden zu wenig Schilddrüsenhormone (T3, T4) gebildet. Als Folge davon steigt das TSH an, um die Schilddrüse zur vermehrten Hormonproduktion anzuregen.
Bleibt das TSH über längere Zeit erhöht, kommt es zu einer Vermehrung der Schilddrüsenzellen (und damit zu einer Vergrößerung), um damit den Mangel an Schilddrüsenhormon im Körper wieder auszugleichen.
Seltenere Ursachen für einen Kropf können eine Überfunktion (Basedowsche Krankheit) oder eine Tumorbildung sein. Mit Hilfe der Ultraschalluntersuchung kann man solche Knoten feststellen.

Gleichgewicht für die Schilddrüse

Kropfbildungen und Störungen der Schilddrüsenfunktion müssen grundsätzlich von einem Arzt abgeklärt und behandelt werden. In diesen Fällen sollte man sich auch bezüglich einer Diät vom Arzt beraten lassen, denn je nach Funktionsstörung können die Empfehlungen völlig unterschiedlich aussehen.

Bei bereits bestehenden Funktionsstörungen der Schilddrüse sollten Sie unbedingt mit Ihrem Arzt abklären, welche Diät für Sie geeignet ist, insbesondere hinsichtlich der Jodzufuhr.

Jodmangel vorbeugen

Die häufigste Ursache für eine Kropfbildung ist Jodmangel. In vielen Gegenden – in Deutschland ist es vor allem der südliche Raum – wird oft zu wenig Jod über die Nahrung zugeführt. Das liegt daran, dass in küstennahen Gebieten mehr jodreiche Nahrung verzehrt wird als im Binnenland. Hier einige Möglichkeiten, wie Sie einem Jodmangel und damit der Kropfbildung vorbeugen können:

- Verwenden Sie mit Jod angereichertes Speisesalz.
- Verzehren Sie reichlich jodreiche Nahrungsmittel.
- Bei Kropfneigung sollten alle Kohl- und Rübensorten aus dem Speiseplan gestrichen werden, denn sie enthalten kropferzeugende Substanzen.
- Jodreiche Nahrungsmittel sind: Meeresfrüchte, Seefisch, Spinat, Champignons, Eier.

Schilddrüsenüberfunktion – Jod meiden

Anders sieht es bei Neigung zur Schilddrüsenüberfunktion aus: Hier sollten jodreiche Nahrungsmittel eher vermieden werden, da sie eine Verschlimmerung bewirken könnten. Auch mit Fleischprodukten sollte man zurückhaltend sein, weil sie den Stoffwechsel zusätzlich anregen. Dennoch sollten dem Körper ausreichend Kalorien (Energie) zugeführt werden.

Die Hormone der Nebennieren

Das Arzneimittel Kortison ist ein künstlich hergestelltes Hormon aus der Nebennierenrinde. Bei innerlicher Einnahme einer hohen Dosis über längere Zeit sind ernst zu nehmende Nebenwirkungen zu befürchten.

Die Nebennieren sind kleine, paarig angelegte Organe, die am oberen Pol der Nieren gelegen sind. Man unterscheidet das innere Mark und die Nebennierenrinde.

Bei Stress schüttet das Nebennierenmark Adrenalin und Noradrenalin aus, zwei Stoffe, die den Herzschlag beschleunigen, den Blutdruck erhöhen und die Atmung verbessern sowie den Blutzuckerhaushalt beeinflussen (»Stresszucker«).

Auch die Nebennierenrinde (NNR) bildet Hormone, man nennt sie Kortikosteroide oder Kortikoide. Daher kommt auch der Name für das Kortison, das nichts anderes ist als ein künstlich hergestelltes, teilweise in der Wirkung verstärktes Kortikosteroidhormon. Diese Hormone steuern den Mineral- und Wasserhaushalt im Körper, fördern die Bildung von Zucker aus Eiweiß und hemmen Entzündungsprozesse.

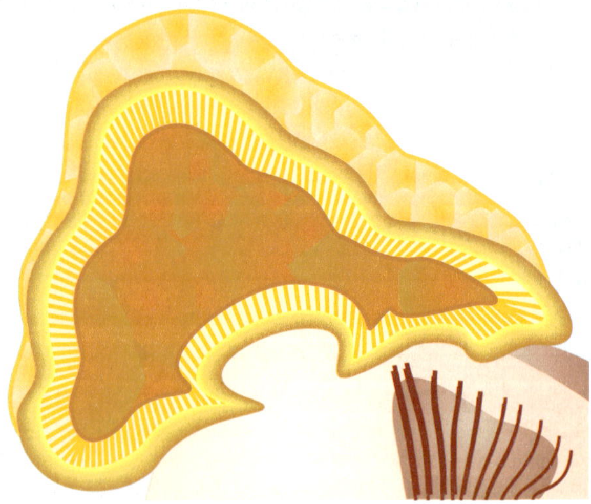

Hormonfabrik im Rücken: Die Nebennieren liegen an der Oberseite der Nieren auf.

Die Sexualhormone

Die Sexualhormone werden von den männlichen und weiblichen Keimdrüsen der Geschlechtsorgane und in den Nebennierenrinden gebildet und ausgeschüttet. Bei den Männern sind es die Keimdrüsen im Hoden, bei Frauen in den Eierstöcken. Die Keimdrüsen werden im Wesentlichen durch die beiden Hypophysenhormone LH (luteinisierendes Hormon) und FSH (follikelstimulierendes Hormon) stimuliert. Allerdings ist der Anteil der gebildeten Hormone bei Männern und Frauen sehr unterschiedlich. Die Menge der vorhandenen Hormone ist entscheidend für die Entwicklung und Ausprägung der Geschlechtsmerkmale. Dazu gehören vor allem das Wachstum der Geschlechtsorgane, der Körperbau, der Behaarungstyp und die Stimme, aber auch das sexuelle, psychische und soziale Verhalten.

Wegen ihrer aufbauenden Wirkung werden künstliche Androgene von manchen Bodybuildern zur Steigerung des Muskelaufbaus genommen. Diese Maßnahme ist jedoch sehr umstritten, nicht zuletzt, weil dabei erhebliche Nebenwirkungen (z. B. Akne, Potenzstörung) auftreten können.

Hormontests

Die Hormonspiegel im Serum lassen sich messen. Da die Sexualhormone jedoch nur in sehr kleinen Mengen vorhanden sind, ist diese Untersuchung relativ aufwändig und wird nur bei besonderen Fragestellungen vorgenommen. Meistens genügt es nicht, nur einen einzelnen Wert zu erfassen, sondern es müssen mehrere Messungen, gegebenenfalls auch Funktionstests durchgeführt werden, um Zusammenhänge zu überprüfen und Störungen in der Regulation festzustellen.

Männliche Geschlechtshormone

Die männlichen Sexualhormone werden auch Androgene genannt. Ihr Hauptvertreter ist das Testosteron. Beim Mann werden sie im Hoden, bei der Frau – in sehr geringen Mengen – in den Eierstöcken und der Nebennierenrinde gebildet. Sie fördern die Entwicklung der männlichen Geschlechtsmerkmale, die Samenbildung und den Geschlechtstrieb des Mannes. Testosteron wirkt außerdem gewebeaufbauend (anabol), was sich an der stärker entwickelten Muskulatur des Mannes zeigt. Es fördert auch die Aktivität der Talgdrüsen. Wenn es in der Pubertät zu einer Vermehrung des Testosterons im Körper kommt, wird die Haut fettiger; auch leiden viele Jugendliche dann an Akne.

Bei Frauen kann ein erhöhter Testosteronspiegel ebenfalls Akne verursachen. Starke Zunahme des Testosterons führt bei Frauen auch zu einer vermehrten Behaarung mit männlichem Behaarungsmuster.

Die weiblichen Sexualhormone

Während beim Mann die Keimdrüsen relativ gleichmäßig durch die Hirnanhangsdrüse stimuliert werden, kommt es bei der geschlechtsreifen Frau zu einer wechselnd starken Hormonausschüttung. Diese periodischen Schwankungen bewirken den Menstruationszyklus. Dabei spielen mehrere Hormone eine Rolle, die über einen ausgeklügelten Regelmechanismus zusammenwirken. Deshalb können Störungen in diesem Bereich nur beurteilt und abgeklärt werden, wenn man mehrere Werte heranzieht und den zeitlichen Zusammenhang mit dem Menstruationszyklus berücksichtigt.

Nach der letzten Regelblutung (Menopause) werden wesentlich weniger Sexualhormone gebildet.

Die Östrogene

Östrogene werden bei der Frau im Eierstock (Ovar) und – während der Schwangerschaft – im Mutterkuchen (Plazenta) gebildet. Beim Mann werden Östrogene im Hoden und in der Nebennierenrinde produziert. Zu den Östrogenen zählen verschiedene Substanzen, die wichtigste ist das Östradiol.

Östrogene sind von Bedeutung für die Entwicklung der weiblichen Geschlechtsmerkmale. Sie sind aber auch am

Osteoporose

Osteoporose oder Knochenschwund ist bei uns die häufigste Knochenkrankheit. Etwa ab dem 40. Lebensjahr beginnt bei Frauen wie bei Männern ein langsamer Abbau der Knochenmasse. Pro Jahr geht dabei etwa ein Prozent der ursprünglichen Knochenmasse verloren.
Bei Frauen verstärkt sich der Knochenabbau nach der letzten Regelblutung. Da dann nur noch wenig Östrogen produziert wird, werden die Knochen nicht mehr ausreichend geschützt. Allerdings ist nur etwa jede dritte Frau in bzw. nach den Wechseljahren betroffen, die Ursache dafür ist nicht bekannt. Eine Mangel an Vitamin D (das die Kalziumaufnahme aus dem Darm fördert) oder Kalzium kann den Knochenschwund verstärken, da dann mehr Kalzium aus den Knochen abgebaut wird. Die Knochen entkalken und verlieren ihre Stabilität. Das führt zu Schmerzen im Rücken und in anderen Bereichen, manchmal auch zu veränderter Körperhaltung (Abnahme der Körpergröße, Rundrücken). Das Risiko für Knochenbrüche ist deutlich erhöht. Diese Entwicklung beginnt schleichend und zunächst meist unbemerkt.
Neben den genannten Ursachen spielen auch falsche Ernährung, Bewegungsmangel und Erbfaktoren eine wichtige Rolle.

Während bei Männern der Testosteronspiegel auch im Alter nur wenig absinkt, kommt es bei Frauen im Zusammenhang mit der letzten Regelblutung zu einem deutlichen Abfall der Hormonproduktion.

Aufbau der Gebärmutterschleimhaut, an der Eireifung und am Befruchtungsvorgang beteiligt. Außerdem erhöhen sie die Gerinnungsfähigkeit des Blutes. Deshalb ist die Thrombosegefahr bei Einnahme der »Pille« in der Regel etwas größer. Darüber hinaus senken Östrogene den Cholesterinspiegel und schützen die Knochen.

Die Gestagene

Hauptvertreter der Gestagene ist das Progesteron. Es wird überwiegend während der zweiten Zyklushälfte ausgeschüttet. Bildungsorte sind der Follikel im Eierstock und der Mutterkuchen, beim Mann die Nebennierenrinde. Die Hauptaufgabe der Gestagene besteht darin, die weiblichen Geschlechtsorgane für die Aufnahme und Reifung eines befruchteten Eis vorzubereiten und die Schwangerschaft zu erhalten.

Mittel zur hormonalen Empfängnisverhütung können sowohl Östrogene als auch Gestagene in unterschiedlicher Zusammensetzung und Dosierung enthalten. Je nach Wahl des Präparats werden damit verschiedene zusätzliche Wirkungen (z. B. Besserung einer Akne, Abmildern von Menstruationsbeschwerden) erzielt.

Aktiv gegen Osteoporose

Osteoporose ist kein unabwendbares Schicksal, das auf jeden zukommt, der älter wird. Es gibt eine Reihe von Möglichkeiten, vorzubeugen und bereits vorhandenen Beschwerden entgegenzuwirken.

Stabile Knochen durch Bewegung

Die beste Vorbeugung gegen Osteoporose ist regelmäßige körperliche Bewegung. Durch Bewegungsmangel wird der Knochenabbau entscheidend begünstigt, während Muskeltraining nicht nur die Muskeln, sondern auch die Knochen stärkt und den ungünstigen Veränderungen entgegenwirkt. Die Muskeln üben auf die Knochen einen Reiz aus, der sie trainiert und sogar zur Bildung von neuem Knochengewebe anregt. Außerdem wird das Knochengewebe durch sportliche Aktivität besser durchblutet und ernährt.

Selbst wenn man erst später mit dem Training beginnt, werden die Knochen wieder fester. Aber auch bereits bestehende Schmerzen des Bewegungsapparats können durch Bewegungstherapie gelindert werden.

Tipps zum richtigen Verhalten

▶ Belasten Sie Ihre Knochen und Gelenke nicht zusätzlich: Tragen oder heben Sie keine schweren Gegenstände. Vermeiden Sie besonders ruckartige, harte Bewegungen wie Stolpern oder plötzliche Erschütterungen beim Auto- oder Radfahren.

▶ Versuchen Sie, alle Tätigkeiten im Haushalt in aufrechter Haltung durchzuführen.

▶ Vermeiden Sie häufiges Bücken, wenn Sie auf dem Boden arbeiten (z. B. bei Gartenarbeit). Halten Sie den Rücken gerade, und gehen Sie in die Hocke.

Geeignete Sportarten bei Osteoporose

- Rad fahren trainiert Herz und Kreislauf, kräftigt die Beinmuskulatur und schont die Gelenke. Wer das Fahrrad als Transportmittel einsetzt, kann die notwendige Bewegung auch gut mit alltäglichen Besorgungen verbinden.
- Gehen, Wandern, (Dauer-)Laufen erfordern – außer guten Schuhen – keine zusätzlichen Hilfsmittel und sind (fast) für jeden gut geeignet. Dabei werden Herz, Kreislauf und Bewegungsapparat trainiert. Man sollte langsam anfangen und allmählich Tempo und Trainingszeit steigern.
- Schwimmen kräftigt die gesamte Muskulatur, ohne die Gelenke zu belasten. Am günstigsten sind Rücken- und Kraullage.
- Gymnastik mit und ohne Hilfsmittel kann ganz gezielt zur Kräftigung bestimmter Muskelgruppen eingesetzt werden. Die geeigneten Übungen sollte man sich vom Fachpersonal (Krankengymnasten) richtig zeigen lassen und möglichst regelmäßig durchführen.

Viele Krankenkassen bieten spezielle Kurse für Gymnastik und zum Training der Wirbelsäule an und geben Broschüren mit Übungsanleitungen heraus.

▶ Verteilen Sie beim Tragen das Gewicht auf beide Arme, um eine einseitige Belastung der Wirbelsäule zu vermeiden.

▶ Sorgen Sie für eine geeignete Schlafunterlage: Die Matratze sollte mäßig hart sein und sich der Körperform leicht anpassen. Als Unterlage für die Matratze empfiehlt sich hartes Material (Brett, Lattenrost).

▶ Achten Sie auf richtiges Sitzen in möglichst gerader Haltung und auf einer hohen, eher harten Sitzunterlage. Wechseln Sie die Sitzunterlage öfter.

Die richtige Ernährung

Wichtig ist eine knochenfreundliche Ernährung mit mindestens 1000 Milligramm Kalzium täglich und ausreichend Vitamin D, da es die Aufnahme von Kalzium aus dem Darm fördert.

Viele Kräuter enthalten reichlich Kalzium: z. B. Basilikum, Dill, Kerbel, Majoran, Petersilie und allen voran Thymian. Verwenden Sie daher möglichst oft frische Kräuter zum Würzen Ihrer Speisen.

▶ Die wichtigsten Lieferanten für Kalzium sind Milch und Milchprodukte (vor allem Käse). Weitere kalziumreiche Lebensmittel sind Blattgemüse, Obst, Vollkornprodukte und Nüsse.

▶ Vitamin D ist ebenfalls in Milch und Milchprodukten, aber auch in Fisch reichlich enthalten.

▶ Verzichten Sie auf Speisen, die dem Körper Kalzium entziehen. Das sind vor allem Nahrungsmittel, die viel Phosphat (z. B. Wurst, Schmelzkäse, Süßigkeiten und Limonaden) oder Oxalsäure (Rhabarber, Spinat und Mangold) enthalten.

▶ Starkes Rauchen, Alkohol- und Koffeingenuss haben einen ungünstigen Einfluss, da den Knochen Vitamine und andere wichtige Substanzen entzogen werden.

▶ Beim Kochen geht Kalzium ins Wasser über. Zerkleinern Sie deshalb Gemüse möglichst wenig beim Garen, und nehmen Sie nur wenig Wasser. Verwenden Sie das Wasser später für Suppen oder Saucen.

Chemische Rückstände im Körper

So wie Zellen, Stoffwechselprodukte oder Mineralstoffe, die natürlicherweise im Körper vorkommen, im Blut oder in anderen Körperflüssigkeiten und Geweben gemessen werden, können auch Stoffe, die von außen zugeführt worden sind, nachgewiesen werden. Dazu gehören Medikamente, Drogen und andere Stoffe aus der Umwelt oder vom Arbeitsplatz.
Solche Messungen sind auch in der modernen Gerichtsmedizin von Bedeutung, beispielsweise beim Nachweis von Vergiftungen.
Es spielt zumeist keine Rolle, auf welche Weise diese Stoffe vom Körper aufgenommen worden sind, ob über den Magen-Darm-Trakt, durch die Luft (beim Einatmen), über die Haut oder ob sie – wie bei einigen Medikamenten und Drogen – gespritzt wurden.

Ein sehr bekanntes Beispiel für die Messung von Drogen im Blut ist die Bestimmung der Alkoholkonzentration zur Einschätzung der Fahrtüchtigkeit. Der Alkoholspiegel wird in Promille gemessen, d. h. ein Tausendstel von der Menge des Blutes.

Hilfe bei der Dosierung von Medikamenten

Manche Medikamente müssen sehr genau dosiert werden, da auch schon geringe Abweichungen von einer bestimmten Menge im Körper zu unerwünschten Wirkungen führen können. Die Mengen, die verabreicht werden sollen, lassen sich nicht immer genau berechnen, da Aufnahme und Verteilung des Wirkstoffs im Körper individuellen Schwankungen unterliegen. Daher wird bei solchen Medikamenten – vor allem zu Beginn der Therapie, aber auch gelegentlich im Verlauf der Behandlung – der Blutspiegel gemessen.
Typisches Beispiel für solche Medikamente sind die Herzglykoside oder auch Digitalispräparate, die häufig zur Behandlung von Herzschwäche verordnet werden. Grundsätzlich kann fast von allen Wirkstoffen deren Rückstand im Blutspiegel gemessen werden.

Glossar

Akut
plötzlich einsetzend und rasch verlaufend (Gegensatz zu chronisch)

Allergen
körperfremder Stoff, der eine allergische Reaktion auslöst

Allergie
gesteigerte Reaktion auf körperfremde Stoffe

Aminosäure
einfachste Form von Eiweißbausteinen

Anämie
Blutarmut; Verminderung der roten Blutkörperchen und/oder des Hämoglobins

Anamnese
Krankengeschichte

Androgen
männliches Geschlechtshormon (Testosteron)

Antigen
körperfremder Stoff, auf den das Immunsystem mit der Bildung von Antikörpern reagiert

Antikörper
(= Immungobulin) Eiweißstoff, der im Körper als Reaktion auf einen körperfremden Stoff (Antigen) gebildet wird

Arterie
Schlagader; Gefäß, das vom Herzen wegführt

Arteriosklerose
(Atherosklerose) Gefäßverkalkung

Ballaststoffe
faserreiche Nahrungsmittel (vor allem Getreide, Gemüse, Früchte)

Bilirubin
Abbauprodukt des Hämoglobins, Gallenfarbstoff

Biopsie
Entnahme einer Gewebeprobe am Lebenden zur weiteren Untersuchung

Cholesterin
fettähnliche Substanz

Chronisch
lang dauernd (Gegensatz zu akut)

Diät
Schonkost

Diagnose
Erkennen und Bestimmen einer Krankheit

Elektrolyte
Mineralstoffe

Elektrophorese
Verfahren zur Auftrennung von Molekülen nach ihren physikalisch-chemischen Eigenschaften; wird vor allem bei der Aufschlüsselung von Eiweiß angewendet

Endokrinologie
Fachgebiet der (Inneren) Medizin, das sich mit Hormonen und deren Wirkungen beschäftigt

Enzym (Ferment)
Eiweißstoff, der den Stoffwechsel steuert und beschleunigt

Erythrozyt
rotes Blutkörperchen

Essenziell
bezieht sich auf lebensnotwendige Stoffe, die von außen über die Nahrung zugeführt werden müssen, da sie der Körper nicht selbst herstellen kann (z. B. Vitamine)

Extremität
Gliedmaße

Gerinnungsfaktoren
Stoffe im Blut, die an der Blutgerinnung beteiligt sind

Glukose
Kohlenhydratmolekül, zu dem der größte Teil der mit der Nahrung aufgenommenen Kohlenhydrate abgebaut und ins Blut abgegeben wird

Granulozyt
Unterart von weißen Blutkörperchen

Hämatokrit
Anteil der Zellen am Gesamtvolumen des Blutes

Hämoglobin
roter Blutfarbstoff, der Sauerstoff bindet; Hauptbestandteil der roten Blutkörperchen

Harnsäure
Abbauprodukt aus dem Purinstoffwechsel

Harnstoff
Abbauprodukt aus dem Eiweißstoffwechsel

Hormone
von Hormondrüsen gebildete chemische Botenstoffe, die bestimmte physiologische Vorgänge im Körper steuern

Hypercholesterinämie
Cholesterinüberschuss im Blut

Hyperglykämie
Blutzuckererhöhung

Hypertonie
Bluthochdruck

Hyperurikämie
Harnsäureerhöhung im Blut

Hypoglykämie
Unterzucker im Blut

Hypophyse
Hirnanhangsdrüse

Hypotonie
niedriger Blutdruck

Immunglobulin
(siehe Antikörper)

Immunität
Unempfindlichkeit gegenüber bestimmten Krankheitserregern

Infektion
Übertragung, Eindringen und Vermehrung von Krankheitserregern im Körper

Insuffizienz
Funktionsschwäche, ungenügende Leistungsfähigkeit eines Organs

Insulin
Hormon der Bauchspeicheldrüse, das den Blutzuckerspiegel senkt

Kapillare
kleines Blutgefäß

Komplikation
Schwierigkeit oder Verschlimmerung eines Krankheitszustands oder -verlaufs

Leukämie (Leukose)
Erkankung des Knochenmarks, bei der es zu einer massiven Vermehrung meist unreifer, weißer Blutkörperchen kommt

Leukozyt
weißes Blutkörperchen

Lipoprotein
Molekül, das aus einem Eiweiß- und einem Fettanteil besteht

Liquor (cerebrospinalis)
Gehirn-Rückenmark-Flüssigkeit

Lymphozyt
Unterart von weißen Blutkörperchen

Monozyt
Unterart von weißen Blutkörperchen

Ödem
Einlagerung von Flüssigkeit im Gewebe

pH-Wert
Maß für den Säuregehalt einer Flüssigkeit

Plasma
Blutflüssigkeit ohne Blutzellen

Prophylaxe
Vorbeugung

Protein
Eiweißstoff

Punktion
Einstich in ein Blutgefäß oder Organ (zur Gewinnung von Untersuchungsmaterial)

Purin
Bestandteil der Nukleinsäuren (Erbsubstanz im Zellkern)

Retikulozyt
junger Erythrozyt

Rheumafaktor
Laboruntersuchung zum Nachweis von rheumatischen Erkrankungen

Schock
akutes Kreislaufversagen mit mangelnder Blut- und Sauerstoffversorgung lebenswichtiger Organe

Serum
Blutflüssigkeit ohne Blutzellen und Gerinnungsfaktoren

Spurenelement
chemischer Stoff, der in winzigen Mengen (Spuren) im Körper und in Nahrungsmitteln vorhanden ist

Thrombose
Blutgerinnselbildung mit (teilweisem oder völligem) Verschluss eines Blutgefäßes

Thrombozyten
Blutplättchen

Transfusion
Übertragung von Blut oder Blutbestandteilen

Transplantation
Übertragung von Zellen, Geweben oder Organen

Triglyzeride (Neutralfette)
Salze der Fettsäuren mit Glyzerin

Tumor
(gut- oder bösartige) Geschwulst

Vene
Blutgefäß, in dem das Blut zum Herzen fließt

Vitamin
lebenswichtige Stoffe, die mit der Nahrung zugeführt werden müssen, da sie im menschlichen Körper nicht gebildet werden können

Zirrhose
krankhafte Gewebeumwandlung mit Schrumpfung und Verhärtung eines Organs

Über die Autorin

Dr. med. Dietlinde Burkhardt ist Ärztin und arbeitet seit mehreren Jahren als freie Autorin und Medizinjournalistin. Während ihrer Tätigkeit als Ärztin in einer Universitätsklinik und in einer Praxis hat sie sich praktische Erfahrung vor allem in den Fachgebieten Dermatologie (Hautkrankheiten) und Allergologie angeeignet. Zu diesen Bereichen wurden von ihr zahlreiche wissenschaftliche Beiträge in Fachzeitschriften für Ärzte und Apotheker veröffentlicht.

Literatur

Diele, Beate: Laborwerte verstehen. Was ist normal? Südwest Verlag. 6. Auflage, München 1997
Jauk, Franz: Kurze Laboratoriumsdiagnostik. Urban & Schwarzenberg Verlag. München 1982
Köster-Lösche, Dr. Kari: Das Immunsystem natürlich stärken. Südwest Verlag. 5. Auflage, München 1996
Kovács, Dr. Heike: Das hilft bei kranker Schilddrüse. Südwest Verlag. 4. Auflage, München 1997
Lucas, Prof. Dr. H.: Das Neue Große Gesundheitsbuch. Südwest Verlag. München 1995
Roßmeier, Armin: Natürliche Diät bei Bluthochdruck. Südwest Verlag. 3. Auflage, München 1997

Hinweis

Das vorliegende Buch ist sorgfältig erarbeitet worden. Dennoch erfolgen alle Angaben ohne Gewähr. Weder Autorin noch Verlag können für eventuelle Nachteile oder Schäden, die aus den im Buch gemachten praktischen Hinweisen resultieren, eine Haftung übernehmen.

Bildnachweis

Bilderberg, Hamburg: 95 (Hans-Jürgen Burkard); Gotovac Nada, München: 89, 92, 116; IFA-Bilderteam, München: 11 (Heinz Koch); Mauritius, Mittenwald: 23, 34, 45 (Phototake); Pasieka Alfred, Hilden: 20; Pitzke Christine, München: 85; Tony Stone, München: 1 (Andy Cox), 4 (Charles Thatcher), 15 (Douglas Struthers), 40 (Adri Berger), 42 (Jörn Rynio), 50 (Carol Ford), 70 (Andre Perlstein), 77 (Philip & Karen Smith), 106 (Lory Adamski Peek), 108 (Steve Casimiro); Transglobe Agency, Hamburg: 32 (Reporters)

Impressum

Originalausgabe © MIIM Südwest Verlag, München. Der Südwest Verlag ist ein Unternehmen der Verlagsgruppe Random House GmbH, München.

Copyright © 2005 für die genehmigte Sonderausgabe: Bellavista, ein Imprint der Verlag Karl Müller GmbH, Köln.

Redaktion:
Dr. Anette Rehrl
Projektleitung:
Dr. Alex Klubertanz
Redaktionsleitung und medizinische Fachberatung:
Dr. med. Christiane Lentz
Bildredaktion:
Ute Schoenenburg
Produktion:
Manfred Metzger
Layout:
Wolfgang Lehner

Für diese Ausgabe:
Redaktion:
Martina Rözel
Herstellung:
Tara Tobias Moritzen
Umschlaggestaltung:
Peter Udo Pinzer, Eppstein
Titelbild: © Picture Press/ Filser, Wolfgang
Reproduktion:
Jung Medienpartner, Limburg
Druck und Bindung:
EuroGrafica, Marano

Printed in Italy

ISBN 3-8336-0458-1
www.bellavista-verlag.de